Prof. em. Prof. Dr. med. habil. Karl Hecht

Vitamin C ist mehr als ein Vitamin
Vitamin C rettet Leben und gibt Gesundheit

SPURBUCHVERLAG

Vitamin C ist mehr als ein Vitamin

Vitamin C rettet Leben und gibt Gesundheit

Prof. em. Prof. Dr. med. habil. Karl Hecht

Bibliografische Information der Deutschen Nationalbibliothek

Die Deutsche Nationalbibliothek verzeichnet diese Publikation in der Deutschen Nationalbibliografie; detaillierte bibliografische Daten sind im Internet über http://dnb.dnb.de abrufbar.

1. Auflage Januar 2023

info@spurbuch.de, www.spurbuch.de

Ausführung: pth-mediaberatung GmbH, Würzburg
Umschlaggestaltung, Satz und Layout: Anke von Schalscha-Ehrenfeld

ISBN 978-3-88778-066-1

Inhalt

Wichtiger Hinweis

 Der Autor erklärt, dass kein Interessenkonflikt besteht.

Die Ausführungen in diesem Buch sind nach aktuellsten wissenschaftlichen Erkenntnissen unter systemregulatorischen (ganzheitlichen) Aspekten zusammengestellt worden.

Die Empfehlungen basieren auf praktischen Erfahrungen und sind sorgfältig geprüft. Sie können durch die angegebene weiterführende Literatur nachvollzogen werden. Alle Angaben dienen der Aufklärung und der Information.

Mit Bezug auf den weltbekannten Arzt Rudolf Virchow (1821-1902) wird unsererseits nachdrücklich betont, dass die Medizin eine individuumsbezogene Lebenswissenschaft ist. Deshalb können z. B. Verläufe von Erkrankungen und Therapieeffekte und ihre Dosierung bei jedem Menschen unterschiedlich sein.

Der vorliegende Text dieses Buches ist von uns mit bestem Wissen und Gewissen, unter Einbeziehung des gegenwärtigen wissenschaftlichen Erkenntnisstandes sorgfältig bearbeitet worden.

Ungeachtet dessen und der Tatsache, dass die Medizin eine individuumsbezogene Lebenswissenschaft ist, können die Autoren und der Verlag für gegebene Empfehlungen keine Gewähr und keine Haftung übernehmen. Beratungen mit dem jeweiligen Arzt sind daher unbedingt erforderlich.

Vorwort

Vitamin C rettet Leben

Seitdem James Cook (1728-1779) die Seefahrer-Krankheit Skorbut durch Vitamin-C-reiche Nahrung ausrottete und damit den Seefahrern das Leben rettete, ist das Vitamin C in Form der Ascorbinsäure als ein für den Menschen unverzichtbarer Wirkstoff für Gesundheit und Verhinderung von Krankheit (besonders von Infektionen) bekannt geworden. Diese Aussage wird seitdem in über 15.000 wissenschaftlichen Studien belegt.

Vitamin C besitzt eine große Vielfalt an Wirkungen. Aufgrund seiner antioxidativen Wirkung spielt die Ascorbinsäure in biologischen Systemen als Radikalfänger eine wichtige Rolle und schützt Lipide, Proteine, Nukleinsäuren und Zellmembranen vor oxidativen Schäden. Eine weitere Hauptfunktion des Vitamin C ist dessen Immunkompetenz, also die Stärkung des Immunsystems.

Ärzte und andere Heilberufler, denen Gesundheit und Leben ihrer Patienten ein Bedürfnis ist, empfehlen richtig dosiertes Vitamin C. Sie können auf Erfolge ihrer ärztlichen Kunst zurückblicken.

Es gibt aber auch einen unheilvollen Trend gegen das Vitamin C. Von der Pharmaindustrie und der Schulmedizin wird die Wirkung von Vitamin C ohne wissenschaftliche Grundlage oder mit Studien in niedriger Dosisverabreichung kleingeredet. Damit wird eine flächendeckende Anwendung von Vitamin C verhindert.

Ärzte, die Vitamin C verordnen, werden vor allem von der Pharmaindustrie als Scharlatane diffamiert. So auch vor Jahren der US-amerikanische Chemiker und Doppelnobelpreisträger Linus Pauling.

Warum ist das so?

Der Autor des Buchs „Superheilmittel Vitamin C", Thomas E. Levy, der seine Ausführungen mit 1200 Quellenangaben von Studien belegt, gibt folgende Antwort.

„Vitamin C ist für jedermann zugänglich und deshalb nicht patentierbar – somit lässt sich kein Geld damit verdienen. Die Verleumdungskampagne geht sogar so weit, dass die amerikanische Gesundheitsbehörde FDA ein mit spektakulären Erfolgen eingesetztes, intravenös injizierbares Vitamin-C-Präparat verbieten ließ."

Analoges lässt sich auch bei der Behandlung und Verhinderung der Covid-19-Infektionskrankheit feststellen. In der Volksrepublik China kam Vitamin C zum Einsatz. Die chinesische Regierung hat von der Dutch Mine Company am 1. März 2020 fünfzig Tonnen Ascorbinsäure (Vitamin C) aufgekauft und sofort zum Einsatz gebracht und zwar als i. v. Infusionen mit täglich 15.000 bis 30.000 mg.

Sowohl über den Kauf des Vitamin C als auch über den erfolgreichen Einsatz wurde in Asien sehr breit berichtet. In den USA und in Europa wurde es verschwiegen. Die Volksrepublik China konnte deshalb sofort wieder ihre Wirtschaft ankurbeln und sich damit ihre Weltmachtstellung sichern!

Die Effektivität hoher Vitamin-C-Gaben bei allen Virus- und Bakterienerkrankungen ist in Tausenden von Studien belegt. Mehr dazu in Kapitel 7 dieses Buchs.

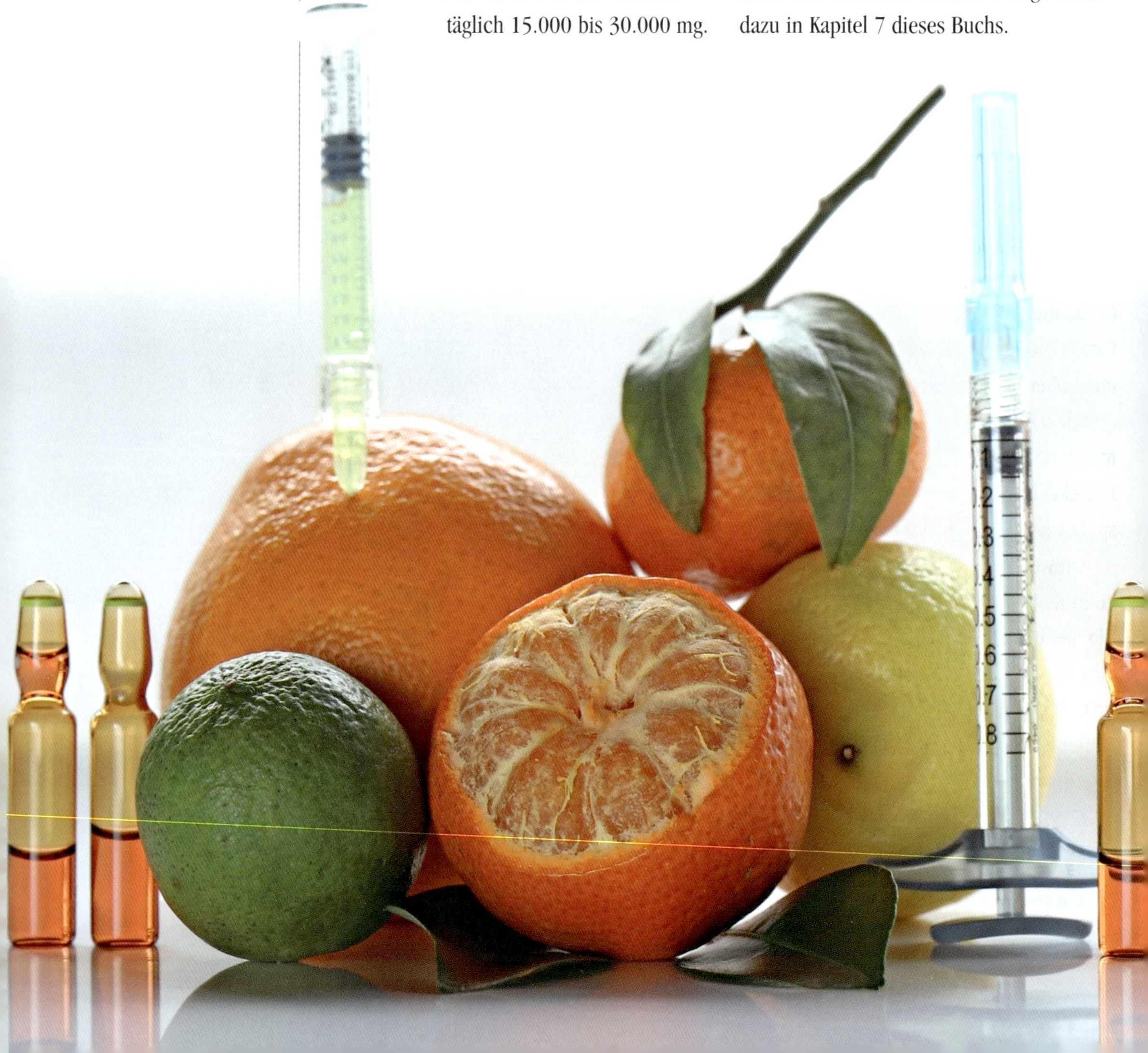

Als Ärzte haben wir den Hippokratischen Eid abgelegt, in dem es heißt:

„Meine Verordnungen werde ich treffen zu Nutz und Frommen der Kranken, nach bestem Vermögen und Urteil; ich werde sie bewahren vor Schaden und willkürlichem Unrecht."

Zudem fühle ich mich an das ärztliche Gelöbnis der Genfer Deklaration des Weltärztebundes [2017] gebunden, in dem es unter anderem heißt:

„Als Mitglied er ärztlichen Profession gelobe ich feierlich, mein Leben in den Dienst der Menschlichkeit zu stellen. Die Gesundheit und das Wohlergehen meiner Patientin oder meines Patienten werden mein oberstes Anliegen sein.

Ich werde die Autonomie und die Würde meiner Patientin oder meines Patienten respektieren. Ich werden den höchsten Respekt vor menschlichem Leben wahren.

Ich werde nicht zulassen, dass Erwägungen von Alter, Krankheit oder Behinderung, Glaube, ethnischer Herkunft, Geschlecht, Staatsangehörigkeit, politischer Zugehörigkeit, Rasse, sexueller Orientierung, sozialer Stellung oder jeglicher anderer Faktoren zwischen meine Pflichten und meine Patientin oder meinen Patienten treten.

Ich werde die mir anvertrauten Geheimnisse auch über den Tod der Patientin oder des Patienten hinaus wahren. Ich werde meinen Beruf nach bestem Wissen und Gewissen, mit Würde und im Einklang mit guter medizinischer Praxis ausüben.

Ich werde die Ehre und die edlen Traditionen des ärztlichen Berufes fördern.

Ich werde meine Patienten richtig informieren."

Das möchte ich in diesem Büchlein wahrheitsgemäß tun, so wie es unser großer Dichter und Denker Johann Wolfgang von Goethe gefordert hat:

„... Man muss das Wahre immer wiederholen, weil auch der Irrtum um uns her immer wieder gepredigt wird und zwar nicht von einzelnen, sondern von der Masse. In Zeitungen und Enzyklopädien, auf Schulen und Universitäten, überall ist der Irrtum obenauf, und es ist ihm wohl und behaglich, im Gefühl der Majorität, die auf seiner Seite ist."

[Johann Wolfgang von Goethe, 1749-1832, Quelle: Goethe, J. W., Gespräche mit Peter Eckermann, 16. Dezember 1828]

Definitionen zum Vitamin C

Was sind Vitamine?

Worterklärung

- Vita = Leben
- (A)mine sind Stickstoffverbindungen

→ Übersetzung: Lebensstoffe

Definition

Vitamine sind multifunktionelle Mikronährstoffe, die lebenswichtig sind und für das Gesundsein eines Menschen und für die Wiederherstellung der Gesundheit im Krankheitsfall von außerordentlicher Bedeutung sind. Leben ist ohne Vitamine nicht möglich.

In allen Lebensprozessen sind Vitamine als Katalysatoren und Koenzyme einbezogen. Katalysatoren sind Stoffe, die Lebensfunktionen und -reaktionen auslösen oder beeinflussen und steuern können.

Enzyme sind Eiweiße (Proteine), die als Biokatalysator biochemische Reaktionen im Organismus steuern und beschleunigen, ohne dabei selbst verändert zu werden.

Coenzyme (Koenzyme) sind reine Eiweißstoffe, die die Enzymfunktion beschleunigen oder ihr eine bestimmte Funktionsrichtung geben können.

Alle Vitamine müssen zugeführt werden. Sie werden nicht im Körper hergestellt. Eine Ausnahme bildet das Vitamin D. Dieses kann auf der körperlichen Grundsubstanz Cholesterin und durch dosiertes Sonnenbaden im Körper produziert werden.

Manche Experten meinen, dass Vitamin D eigentlich ein Hormon sei.

Zu beachten ist, dass jedes Vitamin mehrere Funktionen ausübt. Jedes Vitamin hat multifunktionelle Aufgaben.

Bei Vitaminmangel hat diese Eigenschaft zur Folge, dass dabei auch mehrere Krankheitssymptome auftreten. Diese Erscheinung wird als Multimorbidität bezeichnet.

Vitamine kommen naturgemäß in vielen Nahrungsmitteln vor, zum Beispiel in Pflanzen, besonders in Obst und Gemüse. Die heutige industrialisierte Landwirtschaft liefert häufig vitaminarme Produkte. Wer gesund sein möchte, sollte ausreichend Vitamine zuführen.

Vitamine sind **wichtiger** als Medikamente, weil sie Naturwirkstoffe sind.

Unterschiede zwischen Vitaminen und Medikamenten

Vitamine entwickeln im Körper viele Funktionen. Sie sind immer multifunktionell und fügen sich naturgemäß in die Körperfunktions-Regulation ein.

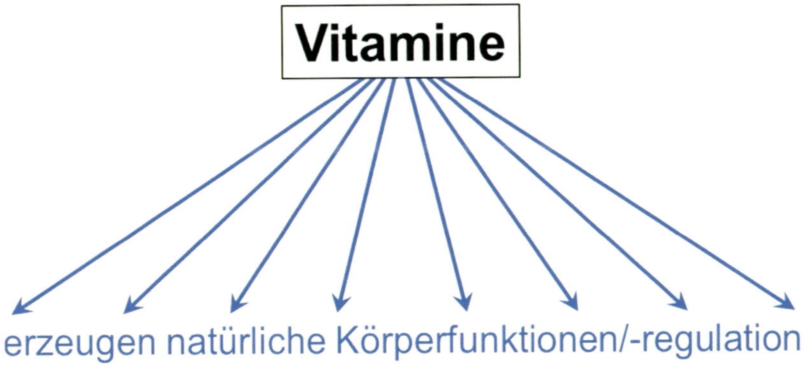

Medikamente sind Fremdstoffe, sind auf eine Funktion ausgerichtet und haben viele Nebenwirkungen. Sie wirken kaum regulativ.

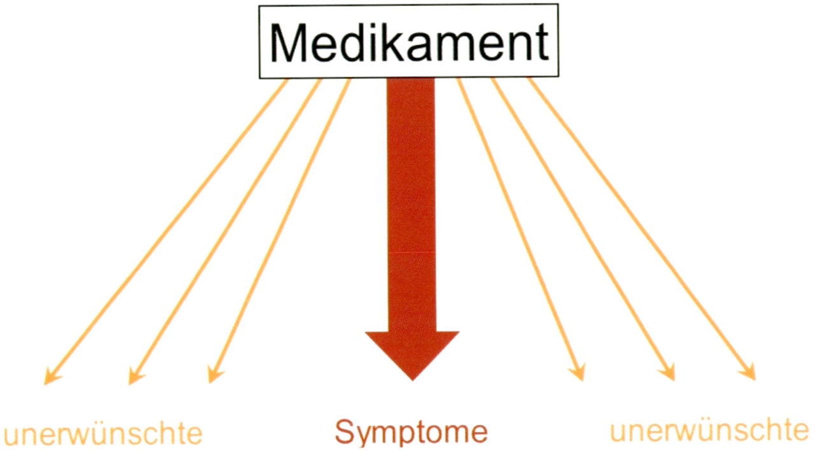

Lesen Sie bitte die Beipackinformationen unter Überschrift „Nebenwirkungen“.

Was ist Vitamin C?

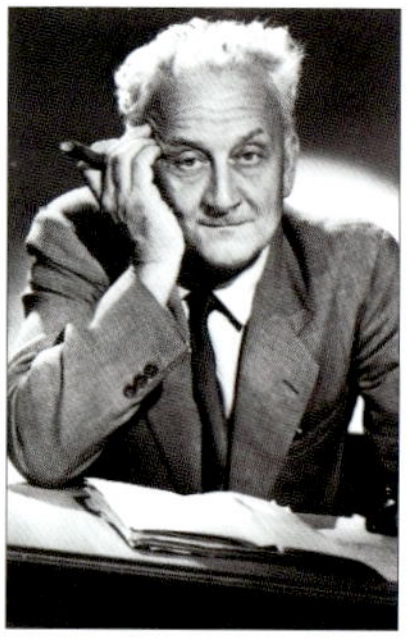

Abbildung 1: Albert Szent-Györgyi: Mediziner, Biochemiker, Nobelpreisträger für Physiologie und Medizin für die Isolierung der Ascorbinsäure (Vitamin C)

[Wikipedia, Von FOTO:FORTEPAN / Semmelweis Egyetem Levél-tára, CC BY-SA 3.0, https://commons.wikimedia.org/w/index.php?curid=50839515]

Vitamin C ist Ascorbinsäure.

Die Ascorbinsäure wurde 1928 von dem ungarischen Biochemiker Albert Szent-Györgyi erstmals in reiner Form dargestellt. Sie ist im menschlichen Körper in einer großen Anzahl von Stoffwechselprozessen wichtig. Das Fehlen von Vitamin C hat die Multimorbidität zur Folge, d. h. es treten viele Krankheitssymptome gleichzeitig auf.

Zwei Nobelpreise für Vitamin C

Albert Szent-Györgyi hat Vitamin C aus Paprikaschoten und Kohl durch Kristallisationsversuche isoliert. Die molekulare Struktur wurde 1933 von dem britischen Chemiker Norman Haworth beschrieben, der gemeinsam mit Szent-Györgyi auch den Namen von ursprünglich Hexuronsäure in L-Ascorbinsäure änderte. Bereits ein Jahr später gelang Haworth gemeinsam mit dem Schweizer Chemiker Tadeus Reichstein die Synthese von L-Ascorbinsäure aus Glucose, sodass es für weitere Forschungen in ausreichender Menge zur Verfügung stand.

Dr. med. Albert Szent-Györgyi erhielt 1937 für seine Arbeiten über Vitamin C den Nobelpreis für Medizin und Norman Haworth 1937 den Nobelpreis für Chemie.

Von Dr. med. Albert Szent-Györgyi stammen die folgenden weisen Worte:

„Entdeckung bedeutet: Etwas zu sehen, was jeder andere gesehen hat und zu denken, was niemand gedacht hat.“

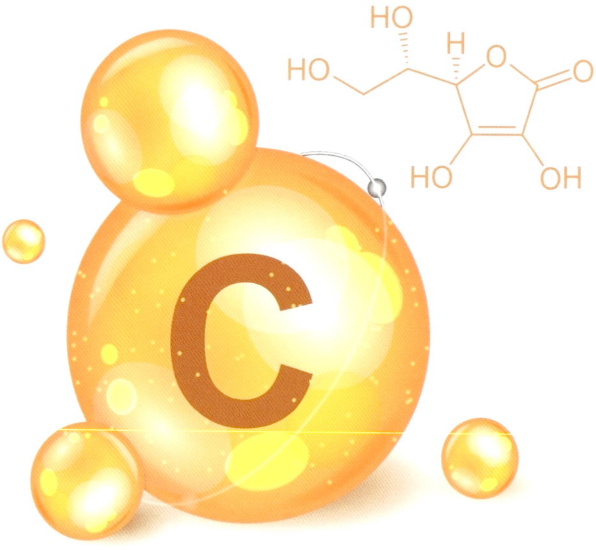

Geschichte des Vitamin C

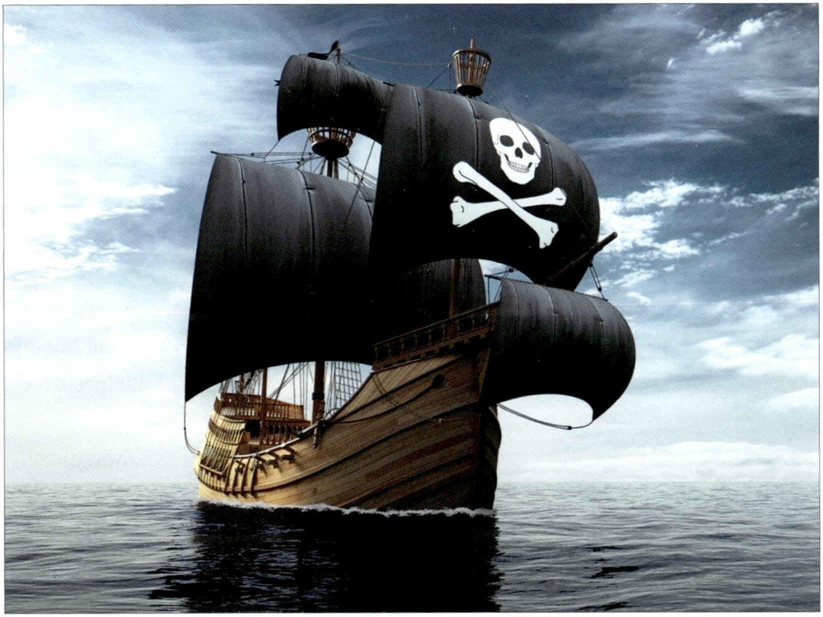

Abbildung 2:
In der Zeit von Johannes Lind war Skorbut die häufigste Todesursache von Seeleuten.
[Shutterstock.com]

Die Seefahrerkrankheit Skorbut

Die chemische Bezeichnung von Vitamin C ist Ascorbinsäure. C-Vitaminmangel verursacht die Krankheit Skorbut. Daher bekam die Ascorbinsäure ihren Namen „Anti-Skorbut-Säure".

Die erste Studie zur Anti-Skorbut-Wirkung von Vitamin C führte der englische Schiffsarzt Johannes Lind 1754 durch. Er konnte nachweisen, dass Skorbut bei Seefahrern durch Verzehr von Zitrusfrüchten geheilt wurde. In diesen Zeiten war Skorbut die häufigste Todesursache von Seeleuten.

Historische Aspekte zur Seefahrerkrankheit

Am 20. September 1519 startete der portugiesische Seefahrer Ferdinand Magellan zur ersten Weltumsegelung. Als Nahrungsmittel erhielten die Seefahrer fast ausschließlich Zwieback, gepökeltes Fleisch und getrockneten Fisch.

Der größte Teil der Besatzung erkrankte an Skorbut und starb. An Bord befand sich auch der italienische Chronist Antonio

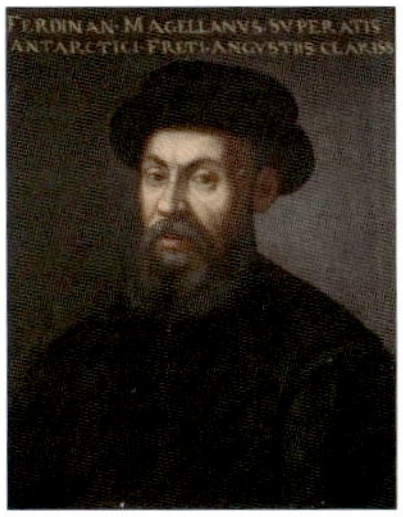

Abbildung 3:
Ferdinand Magellan, 1519-1522 Weltumsegelung. Von den 240 Matrosen umrundeten nur 35 die Erde. Viele Seeleute starben an Skorbut.
[Wikipedia, The Mariner's Museum Collection, Gemeinfrei, https://commons.wikimedia.org/w/index.php?curid=44265]

Pigafetta. Er gab eine eindrucksvolle Schilderung der Krankheitssymptome des Skorbuts: „Das Zahnfleisch im Ober- und Unterkiefer schwoll derart an, dass es die Zähne bedeckte und der Erkrankte außerstande war, Nahrung zu sich zu nehmen. Viele verspürten so heftige Schmerzen in den Armen, in den Beinen und in anderen Teilen des Körpers, dass sie sich nicht aufrecht halten und keine Arbeit verrichten konnten."

Mit Vitamin C keine Seefahrerkrankheit und keine toten Seefahrer

1768 startete James Cook eine Weltumsegelung. Kein einziger Seemann verstarb an Skorbut. Dieser Erfolg war auf die tägliche Zufuhr von Sauerkraut und Zitronensaft zurückzuführen. Wegen der Verteuerung der Nahrung hatte er Widerstand zu überwinden.

Die Erfahrungen von James Cook haben dazu geführt, dass später die englische Kriegs- und Handelsmarine zu einer entsprechenden Vitamin-C-reichen Nahrung verpflichtet wurde.

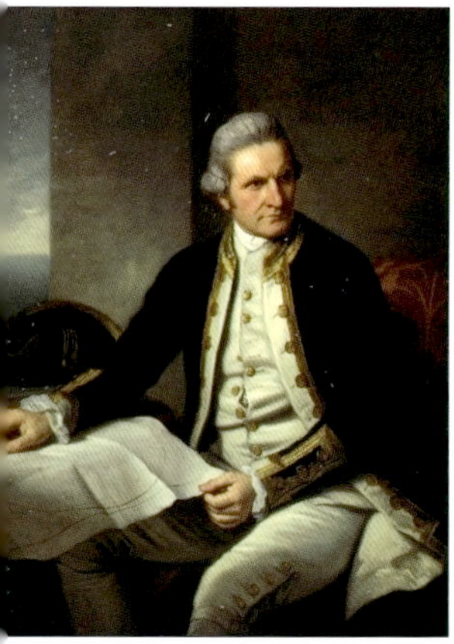

Abbildung 4: James Cook James Cook (1728-1779) Pionier der Verhinderung von Skorbut durch Vitamin-C-reiche Nahrung für die Seeleute, z. B. mit Karottengelee und einem gezuckerten Zitronensaft.

[Von Nathaniel Dance-Holland – from the National Maritime Museum, United Kingdom, Gemeinfrei, https://commons.wikimedia.org/w/index.php?curid=18059]

Skorbut schon in der Antike bekannt

Die Medizinhistorie über Skorbut geht weit zurück: Schon im alten Ägypten und in der Antike war Skorbut bekannt. Über diese Krankheit berichteten der griechische Arzt Hippokrates und der römische Schriftsteller Plinius. Der Mannschaft des französischen Seefahrers Cartier wurde 1535 von Küstenindianern auf Neufundland mit einem Sud aus Fichtennadeln geholfen. Tannen- und Fichtennadeln sind reich an Vitamin C. 1734 forderte der Theologe und Mediziner Johann Friedrich Bachstrom die Verwendung von frischem Obst und Gemüse zur Heilung von Skorbut.

Irrtümer der medizinischen Wissenschaft in Bezug auf Skorbut gibt es auch: Lange Zeit wurde von der medizinischen Wissenschaft die Auffassung vertreten, dass Skorbut eine Folge einer speziellen Erkrankung sei. Auch Bakterien und mangelnde Hygiene wurden als Ursache diskutiert.

Was ist Skorbut?

Skorbut ist eine Erkrankung, die nach 2-4 Monaten Vitamin-C-Mangel auftritt. Skorbut bei Säuglingen wurde als Möller-Barlow-Syndrom bezeichnet.

Symptome des Skorbuts

Die Liste der Symptome und Beschwerden, die bei Erwachsenen und Säuglingen auftreten können, ist sehr lang.

- Zahnfleischbluten, Zahnfleischwucherungen und Zahnausfall. Wenn beim Zähneputzen das Zahnfleisch blutet, muss man an Vitamin-C-Mangel denken!
- Erschöpfung
- Anfälligkeit für Infektionskrankheiten (z. B. Grippe)
- Hautprobleme: Entzündungen, Blutungen und schlechte Heilung von Wunden
- Muskelbeschwerden, Verlust der Muskelkraft

- Knochenschmerzen, besonders an der Knochenhaut, und Einschränkung der Bewegung, vor allem durch Gelenkentzündungen
- hohes Fieber, starker Durchfall und Schwindel
- Sinken der körperlichen und geistigen Leistungsfähigkeit.

Bei Skorbut ist das Bindegewebe gestört

Die meisten Beschwerden des Skorbuts sind auf durch Ascorbinsäuremangel ausgelöste Störungen des Bindegewebes, vor allem den Verlust der Biosynthese des Kollagens, zurückzuführen. Da Siliziumdioxid das Steuerungsmineral des Bindegewebes ist, wird empfohlen, Vitamin-C-Applikation mit Siliziumdioxidgaben zu kombinieren.

Depressionen, die bei stark ausgeprägtem Skorbut auftreten, sollen auf einen Mangel an Serotonin, Adrenalin und Noradrenalin zurückzuführen sein. Das sind lebenswichtige Transmitter des Gehirns (Neurotransmitter) und somit komplexe Stoffe, die zu ihrer Herstellung Vitamin C benötigen.

Obgleich bekannt ist, dass Vitamin-C-Mangel durch Zufuhr von Vitamin C beseitigt werden kann, treten gegenwärtig weltweit Erkrankungen und sogar Todesfälle durch Skorbut auf.

Warum ist Vitamin C mehr als ein Vitamin?

Vitamin C übertrifft mit seinen Multifunktionen alle anderen Vitamine um ein Vielfaches. Es ist:

- an 15.000 Stoffwechselprozessen beteiligt
- bei allen Enzymen ein Kofaktor
- Bioregulator
- Aktivator
- Katalysator
- Antioxidant
- Entgifter
- Bakterien- und Virentöter.

Bei Vitamin-C-Mangel zeigt sich Multimorbidität (viele Symptome).

Bei Menschen und Tieren in Stoffwechselprozessen um das 10- bis 100-fache mehr als im Blut.

Tiere bilden selbst Vitamin C (Ausnahme Affen und Meerschweinchen).

Pflanzen: Tannennadeln weisen im Winter die doppelte Menge an Vitamin C auf als im Sommer.

Vitamin C – ein Adaptogen

Adaptogen: Ein Stoff, der Lebewesen (Menschen, Tiere, Pflanzen) bei der Adaption (Anpassung) an veränderte oder extreme Umweltbedingungen unterstützt.

Die Geschichte der hochdosierten Vitamin-C-Applikation zur Erinnerung für die jüngere Generation von Heilberuflern

Hochdosiertes Vitamin C bei Kinderlähmung

Im Zeitraum 1940-1950 zerstörte die Kinderlähmungsepidemie Gesundheit und Leben vieler Menschen. Kinderlähmung – Poliomyelitis (Kürzel: Polio) – ist eine Viruserkrankung.

Mit der Behandlung dieser Viruserkrankung begann die Anwendung von hochdosierter Applikation des Vitamin C bei vielen Erkrankungen, besonders bei solchen, die durch Viren ausgelöst werden.

Der Pionier dieser Therapie war der Arzt Fredrick Kleber aus Atlantic City, New Jersy, USA. Am 01.06.1949 präsentierte Dr. Kleber auf der Jahrestagung der „American Medical Association" (AMA) seine Therapieergebnisse von 60 Poliokranken, die er mit hohen Dosen Vitamin C geheilt hatte. Ein Auszug seiner Darlegungen:

„Es könnte von Interesse sein zu erfahren, wie Poliomyelitis in Reidsville, N. C., während der Epidemie im Jahr 1948 behandelt wurde. In den letzten sieben Jahren wurden Virusinfektionen in einem Zeitfenster von 72 Stunden durch die häufige Injektion massiver Dosierungen von Ascorbinsäure oder Vitamin C behandelt und geheilt. Ich denke, wenn man Poliomyelitis-Patienten Vitamin C in derart hoher Dosierung – 600-20.000 Milligramm innerhalb von 24 Stunden – verabreicht, ist keiner von ihnen gelähmt, und es gibt keine weiteren Verstümmelungen oder Epidemien durch Poliomyelitis. (Hinweis: Diese Dosierungen wurden bei Kindern und Kleinkindern angewendet. Die entsprechende Dosis bei Erwachsenen beträgt 100.000 Milligramm, also 100 Gramm täglich.)" [zitiert bei Levy 2020]

Diese Mitteilung wurde ohne Diskussion und Fragen ignorierend von den anwesenden Ärzten zur Kenntnis genommen. Warum? In dieser Zeit beschäftigten sich Dr. Jonas Salk und Dr. Albert Sabin mit der Entwicklung von Polioschluckimpfungen. 1957, acht Jahre nach dem Bericht von Dr. Kleber, gab Dr. Schalk bekannt, dass er einen injizierbaren Impfstoff mitentwickelt

Abbildung 5: Noch vor wenigen Jahrzehnten gehörte die Kinderlähmung, die zu Lähmungen und manchmal zum Tod führt, zu den am meisten gefürchteten Krankheiten. [Shutterstock.com]

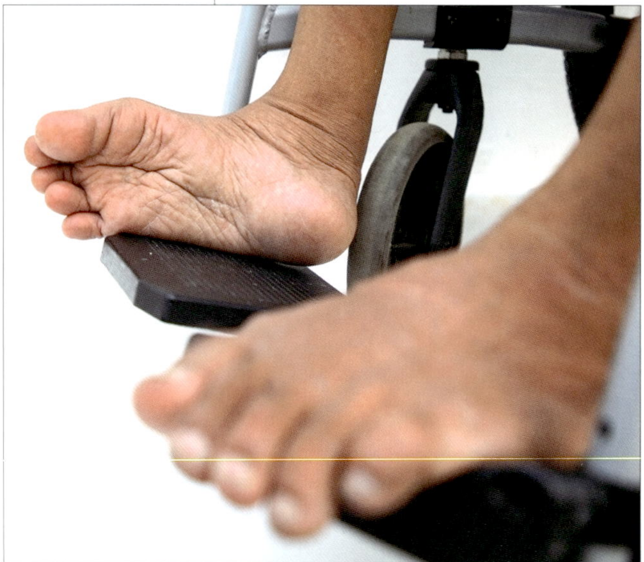

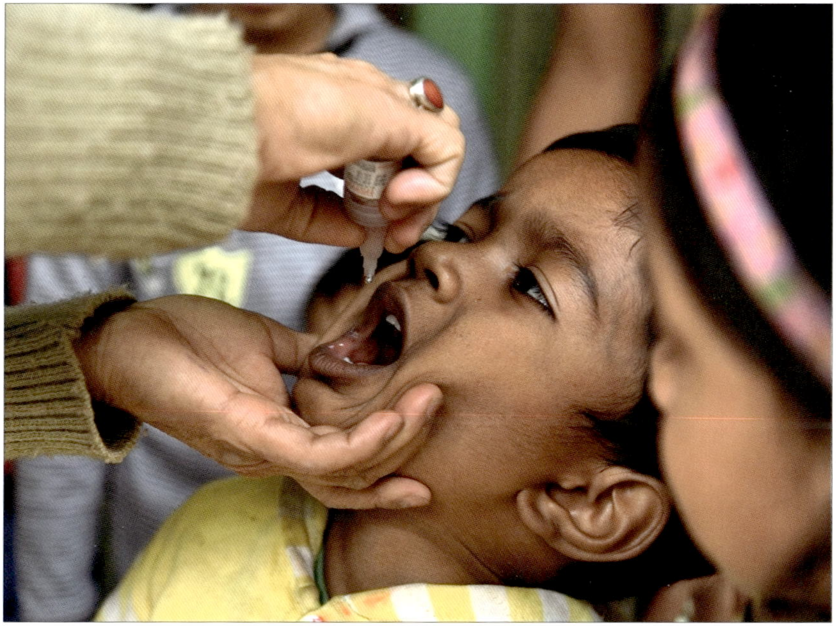

Abbildung 6:
Erst eine weltweite Impfkampagne, meist als Schluckimpfung, konnte die Virus-Erkrankung weitgehend eindämmen.
[Shutterstock.com]

hat. 13 Jahre nach Dr. Klebers Bericht erhielt Dr. Sabin die Lizenz für seinen Impfstoff, der peroral (als Schluckimpfung) eingenommen werden konnte und breite Anwendung fand.

Nach Jahrzehnten Anwendung der Polioschluckimpfung kam es überraschend zu einer Katastrophe, dem Massenauftreten von Poliokranken in Afrika. Die Ursache waren nicht Polioviren, sondern der Polioimpfstoff, der diese Polioepidemie hervorgerufen hatte, weil der Impfstoff unkontrolliert entartet ist [Quelle: jvi.asm.org/content/87/9/4907.long]. Mit Vitamin-C-Hochdosierung wäre das nicht passiert.

Die Therapie-Ergebnisse von Frederick Kleber werden nirgends erwähnt oder nachgeprüft.

Hochdosiertes Vitamin C bei Gürtelrose (1950)

Dennoch fanden sich industrieunabhängige Ärzte, die von Klebers Vitamin-C-Hochdosierungstherapie inspiriert wurden. 1950 veröffentlichte M. Zureick einen Artikel über hochdosiertes Vitamin C bei Gürtelrose.

Der Arzt berichtet, dass er mit hochdosiertem Vitamin C bei allen 327 Patienten innerhalb von 72 Stunden eine komplette Rückbildung beobachten konnte. Er verabreichte 2-3 g Vitamin C/Tag mittels Injektion und gleichzeitig auch oral (Schlucken über den Mund). Gewöhnlich dauert eine Gürtelrose Wochen und ist für den Patienten sehr schmerzhaft. Gürtelrosen werden durch einen Herpes-Virus ausgelöst.

Hochdosiertes Vitamin C bei Viren-Hepatitis (1973, 1986)

Dieses Beispiel von Dr. Zureick machte Schule. 1963 berichteten auch Holden und Resnick von ihren Therapieerfolgen mit hochdosiertem Vitamin C bei Herpesinfektionen.

Dieser Publikation folgten weitere, die den Therapieerfolg bei Herpesviren-Infektionen mit hochdosiertem Vitamin C bestätigten [Holden und Molly 1973; White et al. 1986].

Hochdosiertes Vitamin C bei HIV (Aids-)Patienten (1981)

Robert Cathcart berichtete 1981 über die Behandlung von 250 HIV-Patienten mit hochdosiertem Vitamin C. Der Erfolg der Vitamintherapie mit Vitamin C bei HIV-Patienten wurde von der Menge des applizierten Vitamin C und von dem frühen Beginn der Therapie bestimmt. Cathcart [1981] vertrat die Auffassung, dass die Genesung eines HIV-Patienten immer möglich ist, wenn ausreichend Vitamin C gegeben wird.

Warum wirkt hochdosiertes Vitamin C so gut?

Levy [2020] veröffentlichte eine lange Liste von Infektionskrankheiten (mit Quellenbelegen), bei denen die hochdosierte Vitamin-C-Behandlung an größeren Patientenzahlen effektiv war. Levy [2020] und alle anderen Autoren, die Erfolge mit hochdosiertem Vitamin C erreicht haben, vertraten die Auffassung, dass Infektionskrankheiten bei Patienten entstehen, die Vitamin-C-Mangel aufweisen, weil dadurch das natürliche Antioxidantiensystem des Menschen gestört ist.

Levy [2020] zieht aus diesen Ergebnissen folgende Schlüsse:

- „Herkömmliche Methoden, die dazu dienen, vielen Infektionen vorzubeugen und sie zu behandeln, sind absolut unzureichend.
- Pathogene reduzieren stets den Vitamin-C-Spiegel im Organismus.
- Selbst bei Anwendung von geringeren Vitamin-C-Dosierungen wurden bei vielen infektiösen Erkrankungen gute Ergebnisse erzielt.
- Wenn hochdosiertes Vitamin C verabreicht wird, führt dies in der Regel zur Heilung ‚unheilbarer' Infektionskrankheiten (zum Beispiel Polio und virale Enzephalitis = Gehirnentzündung).
- Vitamin C fördert und stärkt das Immunsystem auf unterschiedliche Weise.
- Im Gegensatz zu Antibiotika und Schutzimpfungen hat Vitamin C keine gesundheitsschädigenden oder ungesunden Nebenwirkungen.
- Vitamin C wirkt nicht toxisch."

Hochdosiertes Vitamin C bei Krebserkrankungen

Hochdosiertes Vitamin C wurde auch Patienten mit Krebs appliziert und dabei wurden gute Therapieerfolge erzielt [Übersicht Levy 2020].

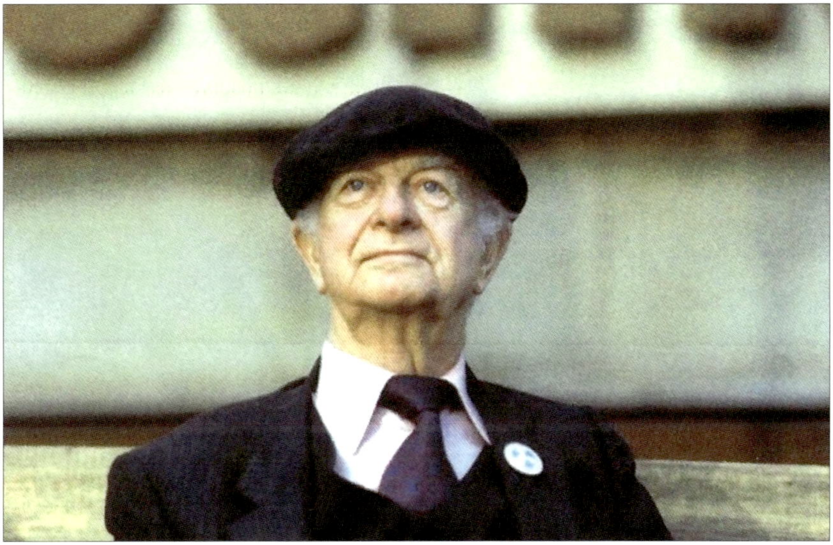

Abbildung 7:
Linus Pauling ist der einzige Forscher, dem zwei ungeteilte Nobelpreise verliehen wurden: für Chemie und Frieden. In Erinnerung bleibt sein unermüdlicher Kampf um Abrüstung und für das Verbot von Atomwaffen.

Doppel-Nobelpreisträger Linus Pauling, Biochemiker, hat sich auch mit der Wirkung von hochdosiertem Vitamin C an Krebskranken beschäftigt und konnte über gute Therapieerfolge berichten. Seine Erkenntnisse wurden ignoriert und werden noch heute verlacht.

Wenn man heute das Internet nach „Linus Pauling und hochdosiertes Vitamin C" durchsucht, erhält man neben vielen Suchergebnissen folgende Antwort: „Linus Pauling ist der einzige Forscher, dem zwei ungeteilte Nobelpreise verliehen wurden: für Chemie und Frieden. In Erinnerung bleiben sein unermüdlicher Kampf um Abrüstung und das halsstarrige Festhalten am Vitamin C als Allheilmittel."

In diesem Zusammenhang wird an das Zitat des Dichters und Schriftstellers Bertold Brecht (1898-1956) erinnert:

„Wer die Wahrheit nicht weiß, der ist bloß ein Dummkopf. Aber wer sie weiß und sie eine Lüge nennt, der ist ein Verbrecher!"

Neue Studien (2020)

Linus Pauling hatte recht

Neuerdings wird Linus Pauling Recht gegeben. Am 12.05.2019 erschien in der PZ-Pharmazeutische Zeitung ein Artikel von Burkhard Kleuser: „Vitamin C – Klassiker im neuen Licht", der wie folgt eingeleitet wurde: „Neue Erkenntnisse zeigen, dass hochdosiertes Vitamin C prooxidative Wirkungen entfaltet und epigenetische Prozesse beeinflusst. Dies könnte bei der Behandlung von Krebserkrankungen eine wichtige Rolle spielen. Nur ist es mit dem Verzehr von frischem Obst nicht getan: Eine intravenöse Gabe erscheint notwendig."

Prof. Kleuser erwähnt in seinem Artikel, dass in zahlreichen Medikamenten, die zur Therapie von Erkältungssymptomen dienen, Vitamin C zugesetzt wird, z. B. Acetylsalizylsäure oder Paracetamol.

Prof. Burkhard Kleuser ist seit 2006 Professor für Pharmakologie und Toxikologie an der Freien Universität Berlin. Seit 2009 ist er Lehrstuhlinhaber für Toxikologie am Institut für Ernährungswissenschaften der Universität Potsdam.

Vitamin-C-Stimulation des Immunsystems: Zellen des Immunsystems enthalten mehr Vitamin C als Blut

Vitamin C wird als äußerst immunkompetent eingeschätzt. Das muss man wissen.

Der menschliche Körper kann gegen pathogene Keime auf zwei Wegen reagieren:

1. **durch Antikörperimmunität**
2. **durch zellvermittelte Immunantwort**

ad 1:
Vitamin C stimuliert die Antikörperimmunität durch

- Erhöhung der Antikörperproduktion zur Ergänzung der Aktivität der Antikörper. Die Antikörperfunktion spielt eine große Rolle bei der Abwehr von Infektionen und Toxinen (Giftstoffen).
- Steigerung der unspezifischen Abwehr
- Stimulierung der Immunglobulinsynthese (IgA, IgG, IgM und C-3-Komplement). IgG-Antikörper-Immunglobuline sind die Vermittler des immunologischen Gedächtnisses im menschlichen Körper. Im medizinischen Labor werden IgG-, IgA- und IgM-Antikörper immer im Blut bestimmt.
  Die Komplementkomponente C3, auch als Komplementfaktor C3 bezeichnet, ist ein Protein des Komplementsystems, welches der humoralen Immunantwort zugehörig ist.
- Erhöhung der Interferonproduktion. Interferon erleichtert den Zellen die Aktivierung der zellulären Abwehr gegen Krankheitserreger.

ad 2:

- Erhöhung der Aktivität der natürlichen Killerzellen.
  Naturkillerzellen sind weiße Blutkörperchen, die körperfremde Zellen, z. B. auch Krebszellen, angreifen und unschädlich machen.
- Erhöhung der Phagozytenfunktion.
  Phagozyten sind weiße Blutkörperchen. Phagozyten umhüllen pathogene Eindringlinge und bauen sie enzymatisch ab. Sie werden auch als „Fresszellen" bezeichnet.
- Erhöhung der zellvermittelten Immunreaktionen.
  Diese vermittelt die Aktivierung der Makrophagen (auch als „Fresszellen" bekannt), natürlichen Naturkillerzellen und antispezifischen T-Lymphozyten. Diese Zellen greifen alles an, was im Körper fremd und infektiös ist.
- Neutralisierung von oxidativem Stress (Überschuss an freien O_2-Radikalen)

Zellen des Immunsystems

Lymphozyten, die sich auch in der Lymphe befinden sind

1.1 Helfer-T-Lymphozyten → Anstieg der Immunantwort

1.2 Zytotoxisches T-Lymphozyt → Abtöten von virusinfizierten Zellen und Tumorzellen

2 B-Lymphozyten → stimulieren und transportieren Antikörper = humorale Immunität

3 Naturkillerzellen (NK-Zellen) → lösen virusinfizierte Zellen und Krebszellen spontan auf, ohne vorherige Immunisierung

4 Makrophagen → bauen Fremdeiweiße ab

Diese Zellen des Immunsystems werden durch Vitamin C aktiviert. Sie enthalten bei Gesunden einen hohen Gehalt an Vitamin C. Bei Kranken besteht bei diesen Zellen ein Vitamin-C-Mangel.

Immunkompetente Zellen (weiße Blutkörperchen) können Ascorbinsäure anreichern, sodass ihr Vitamin-C-Spiegel 10- bis 100fach höher ist als im Blut. Somit spiegelt zum Beispiel die Vitamin-C-Konzentration der Leukozyten die Körperreserven wider.

Die körpereigenen Speicher können den Menschen 100-130 Tage lang mit Vitamin C versorgen, falls kein Vitamin C zugeführt wird [Wehrmann 2020].

Die stark ausgeprägte Immunkompetenz und die starke Antioxidantienwirkung von Vitamin C gewährleistet bei den durch Viren oder Bakterien verursachten Erkrankungen die prophylaktischen und therapeutischen Wirkungen. Erfahrungen zeigen, dass bei allen viralen und bakteriellen Infektionskrankheiten die Patienten, die Vitamin C hoch dosiert mittels Infusion appliziert bekommen, ihre Gesundheit wiedererlangen. Dieser Effekt wurde in der Volksrepublik China bei Patienten mit Covid-19-Erkrankungen massenhaft erreicht.

Mit Studien belegte, effektive Anwendung hoher Dosierungen von Vitamin C bei …

… bakteriell verursachten Infektionskrankheiten

[nach Levy 2002]

- Amöbenruhr (Dysenterie)
- Bakterienruhr (Dysenterie Shillose)
- Brucellose
- Diphterie
- Keuchhusten (Pertussis)
- Lepra
- Lungenentzündung
- Tuberkulose
- Typhus
- Streptokokkeninfektionen
- Blutinfektionen
- Scharlach
- Ohren- und Halsentzündungen
- Gelenkentzündungen
- Knochenentzündungen
- Streptokokken resistent gegen Antibiotika

… Viruserkrankungen

[nach Levy 2020]

- AIDS (HIV-Virusinfektion)
- Enzephalitis (Hirnerkrankung)
- stressinduzierte Grippeinfekte
- Hepatitis-Virusinfektion
- Herpesinfektion
- Gürtelrose
- Kinderlähmung (Poliomylitis)
- Lungenentzündung (Viruspneumonie)
- Mumps-Virusinfektion
- Staupe (Hund, Katze)
- Masern-Virusinfektion
- Pfeiffersches Drüsenfieber

… Stress-Infektanfälligkeitssyndrom

Dominierende Symptome

Untersuchungen [Krebs 2010; Levy 2020] zeigen, dass Dauerstress und Mangel an Vitamin C die Infektionsanfälligkeit des Menschen erhöht. Wie in diesem gesundheitsschädigenden Prozess Vitamin C wirkt, zeigt eine Beobachtungsstudie von Claudia Vollbracht [2017].

Im Rahmen einer prospektiven multizentrischen Beobachtungsstudie wurden 623 Patienten zwei Wochen lang mit einer täglichen Dosis von 7,5 g Vitamin C per Infusion behandelt. Verwendet wurde das in Deutschland zugelassene Vitamin-C-Präparat Pascorbin. Dieses besteht aus Ascorbinsäure auf der Trägersubstanz NaCl. Die 7,5 g Ascorbinsäure wurden in 100 ml physiologischer Kochsalzlösung (0,9 %) gegeben und per Infusion im Zeitraum von 30 Minuten appliziert.

Die Patienten hatten folgende Stress-, Infektanfälligkeits-Symptome (jeder Patient hatte mehrere Symptome):

- Müdigkeit (n = 496)
- Schlafstörungen (n = 444)
- Depressionen (n = 235)
- Konzentrationsschwäche (n = 522)
- Halsschmerzen (n = 338)
- Schnupfen (n = 243)

Die Patienten befanden sich insgesamt in einem Dauerstresszustand, wofür die ersten vier Symptome sprechen, und in einer beginnenden Atemwegserkrankung (Infekt).

Nach der zweiwöchigen Vitamin-C-Hochdosierungs-Applikation waren die angeführten Symptome weitestgehend beseitigt.

Wirkung von Vitamin C bei Patienten mit Stress-Infektanfälligkeitssyndrom

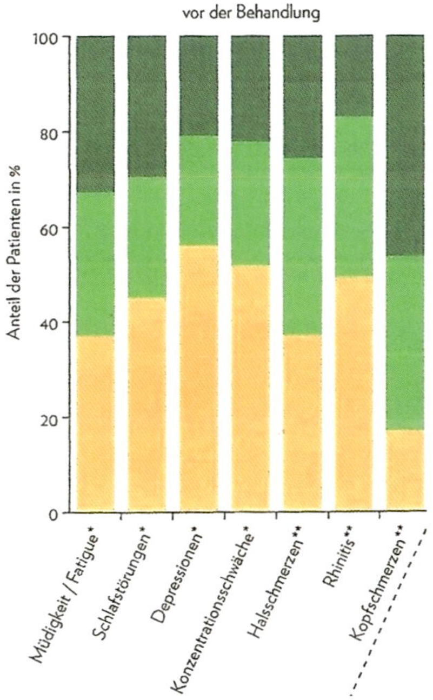

Abbildung 8:
Vor der Behandlung [nach Vollbracht 2017]

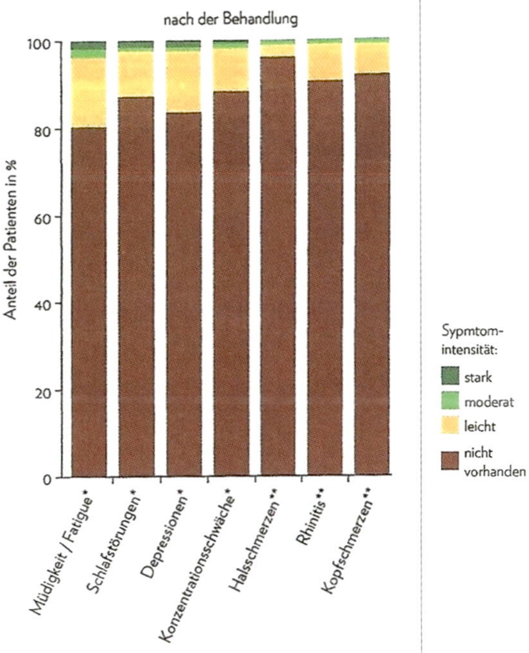

Abbildung 9:
Gesundheitszustand nach der Behandlung mit Vitamin C [nach Vollbracht 2017]

Die beiden vorstehenden Abbildungen demonstrieren die Symptomveränderung vor und nach Vitamin-C-Infusionstherapie bei mit Vitamin-C-Mangel assoziierten Atemwegserkrankungen [Vollbracht 2017]. Die Autorin Claudia Vollbracht geht davon aus, dass die Patienten an Vitamin-C-Mangel und Stress litten, durch den eine stressinduzierte Immunschwäche zu Entzündungsreaktionen geführt hat.

Durch die Vitamin-C-Hochdosierungs-Applikation wurde eine Immunmodulation bewirkt, die antientzündliche Effekte auslöste [2008].

1. Schlussfolgerung:

- Die Beseitigung des Vitamin-C-Mangels moduliert das Immunsystem und verstärkt die Infektionsabwehr.
- Vitamin C vermag die überschießende Stressreaktion der Hypothalamus-Hypophysen-Nebenniere in den Normbereich (Homöostase) zu regulieren.
- Hohe Dosen Vitamin C haben keine unerwünschten Nebeneffekte bewirkt.

2. Schlussfolgerung

Eine hohe Vitamin-C-Konzentration im menschlichen Körper

- **wirkt stressreduzierend**
- **stärkt die Immunabwehr**
- **verhindert Infektanfälligkeit**

In diesem Zusammenhang muss man wissen, dass die weißen Blutkörperchen (Leukozyten) eine hohe Konzentration von Vitamin C haben müssen, um in der Infektabwehr wirken zu können. Der Vitamin-Gehalt an Vitamin C in Leukozyten kann in Blutproben bestimmt werden. Sie haben eine 10-40fach höhere Konzentration an Vitamin C als das Blutplasma. Auch die Naturkillerzellen werden durch Vitamin C aktiviert.

Vitamin-C-Mangel bei Rauchern und Virusinfekten

Bei Rauchern wurde festgestellt, dass in ihrem Blutplasma und in ihren Leukozyten gegenüber Nichtrauchern eine geringere Konzentration von Vitamin C vorliegt.

Beim Beginn von Infektionen oder banalen Erkältungen kommt es in den Leukozyten zu einem spontanen Abfall um 50 % des Normwerts an Vitamin C.

Bei Beginn einer Virusinfektion fällt der Vitaminspiegel in den Leukozyten innerhalb von wenigen Stunden bis auf das Niveau der Skorbutgrenze [Krebs 2010].

Kranke mit Virusinfekten benötigen unbedingt Vitamin C

Diese angeführte Beobachtungsstudie und die angeführten Vitaminmangelerscheinungen beim Beginn von Infekten demonstrieren die dringende Notwendigkeit für einen hohen Vitamin-C-Spiegel im menschlichen Körper, um einen Schutzschild gegen Erkältungen und Virusinfekte zu bilden und um in einer Epidemie gesund zu bleiben. Das gilt auch für das Corona-Virus.

Die Zufuhr von ausreichend Vitamin C (Hochdosierung) sollte vor einer Impfung gegen Virusinfekte stehen. Das gilt auch für das Corona-Virus.

Vitamin C und Covid-19

Gesundheitsexperte rätselt über Erfolge der Corona-Infekt-Eindämmung in der Volksrepublik China

In einem Artikel von Carlo Caduff, Department of Global Health & Social Medicine, King's College London (E-Mail: carlo.caduff@kcl.ac.uk): "What went wrong: Corona and the world after the full stop." [Medical Anthropology Quarterly, Vol. 0, Issue 0, S. 1-21, 2020, ISSN 0745-5194, online ISSN 1548-1387], deutsche Übersetzung: „Was ist falsch gelaufen: Corona und die Welt nach dem Lock-down", ist zu lesen:

„Leider sind zum Zeitpunkt des Schreibens dieses Artikels trotz intensiver Untersuchungen viele Dinge in dieser Pandemie völlig unbekannt. Zum Beispiel wissen wir nicht, was zur Eindämmung des Ausbruchs in China beigetragen hat und insbesondere, ob staatliche Eingriffe die Ausbreitung des Virus verringert haben oder ob das Virus dort ausgebrannt ist, bevor es zu anderen anfälligen Bevölkerungsgruppen übergeht. Tatsache ist:

Wir wissen es einfach nicht."

Dazu die Fußnote: „Vielleicht sollte man die 50 t Vitamin C berücksichtigen, die von der chinesischen Regierung von der Dutch Mine Company am 1. März 2020 aufgekauft wurden und sofort zum Einsatz kamen, und zwar als i. v. Infusionen mit täglich 15.000 bis 30.000 mg. Sowohl über den Kauf des Vitamin C als auch über den erfolgreichen Einsatz wurde in Asien sehr breit berichtet. In den USA und in Europa wurde es verschwiegen, in den USA sogar als ‚fake news' gebrandmarkt."

Des Rätsels Lösung: Vitamin C

Mit dem hochdosierten Vitamin C wurde der Corona-Infektion in der Volksrepublik China Einhalt geboten. Darauf folgend wurden alle Beschränkungen aufgehoben und die Wirtschaft erblühte wieder.

Die Volksrepublik China gilt als das Land, welches die höchste Vitamin-C-Produktion aufweist. Mit dem Einkauf von 50 Tonnen Ascorbinsäure (Vitamin C) war es möglich, alle Lücken zu schließen. Berichte über Studien bestätigen dies.

In der Volksrepublik China wurde im Februar 2020 an Coronavirus-Patienten mit schweren Atemwegskomplikationen eine klinische Studie mit einer Tagesdosis von 12.000-24.000 Milligramm intravenös verabreichtem Vitamin C durchgeführt. Die Teilnehmer erhiellten im Zhongnan Hospital der Universität Wuhan sieben Tage lang diese hohe Dosis. Dr. Zhiyong Peng, der diese Therapie als erster anwendete, ist Chefarzt dieses Hospitals.

Die im Februar gestartete Studie war placebokontrolliert und randomisiert. Die ersten Ergebnisse erschienen schon im Juni 2020 (siehe Literatur).

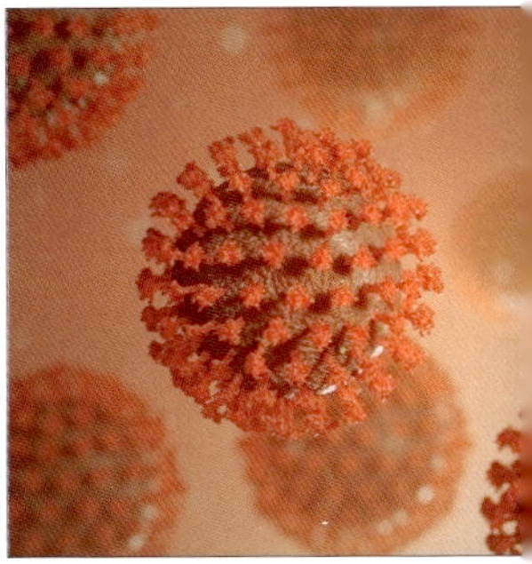

Abbildung 10: COVID-19 (Coronavirus SARS-CoV-2).
[Shutterstock.com]

Andere Länder folgen dem Beispiel der Volksrepublik China

So wurde von H. Hemrila berichtet, dass in Kanada, Italien und den USA Studien zur Therapie bei Covid-19-Patienten initiiert wurden.

„Eine bereits länger rekrutierende große randomisierte, placebokontrollierte Studie aus Kanada (LOVIT) bei 800 Sepsis-Patienten schließt seit März explizit Covid-19-Patienten mit ein. Untersucht werden die Effekte von vier intravenösen Vitamin-C-Gaben mit einer Tagesdosis von 15 g (NCT03680274). Die gleiche Vitamin-C-Dosis untersucht eine kleinere nicht randomisierte Studie aus den USA (NCT04357782).

In den USA laufen zwei weitere randomisierte, kontrollierte Studien. Eine erreichte die Effekte von i. v. Vitamin C (100 mg/kg Körpergewicht alle 8 Stunden für insgesamt 72 h) bei Covid-19-Patienten mit Lungenverletzung (EVICT-CORONA-ALI, NCT04344184) und die andere Studie erreichte die Effekte mit höher ansteigenden Vitamin-C-Dosen von 300 mg, 600 mg und 900 mg pro kg Körpergewicht (NCT04363216).

Vitamin C sei essentiell für viele virale Infekte und schütze gleichzeitig vor dem sogenannten ‚Zytokin-Sturm', der die Lunge und Gefäße bei Erkrankungen wie COVID-19 schädigt. Bei Infektionen und besonders bei Pneumonien (Lungenentzündungen) kommt es sehr häufig zu Vitamin-C-Mangel." [Carr et al. 2020; Hemila 2017] [https://link.springer.com/article/10.1007/s15033-020-1876-4]

Zytokine sind Botenstoffe, die bei einer Reaktion des Immunsystems gebildet werden. Durch Zytokine können bestimmte Abwehrzellen aktiviert werden. Zytokine haben Effekte auf Entzündungsprozesse, Bakterienvermehrung und die Entstehung von Krebs.

Ein Zytokinsturm ist eine potentiell lebensgefährliche Entgleisung des Immunsystems, bei der es zu einer sich selbst verstärkenden Rückkoppelung zwischen Zytokinen und Immunzellen kommt. Sie ist eine abnorme pathologische Verlaufsform des Zytokin-Freisetzungsmechanismus.

Zytokinstürme wurden bei Covid-19-Patienten häufig beobachtet, nicht selten mit tödlichem Ausgang. Vitamin C konnte den Zytokinsturm vermindern oder verhindern und somit Leben retten. **Eine Ursache des Zytokinsturms ist Vitamin-C-Mangel bei diesen Patienten!!!**

Vitamin C bei Covid-19-Patienten therapeutisch effektiv

Ihren lesenswerten Übersichtsartikel hat Dr. Madeleine Wehrmann, Praxis für Regulations- und Präventionsmedizin, Thun, Schweiz mit dem Titel „Vitamin C zum Schutz vor SARS-CoV-2 und zur Behandlung von Covid-19" 2020 publiziert.

Nachfolgend möchte ich den Abstract des Artikels zitieren, der eine klare, wissenschaftlich fundierte Übersicht reflektiert.

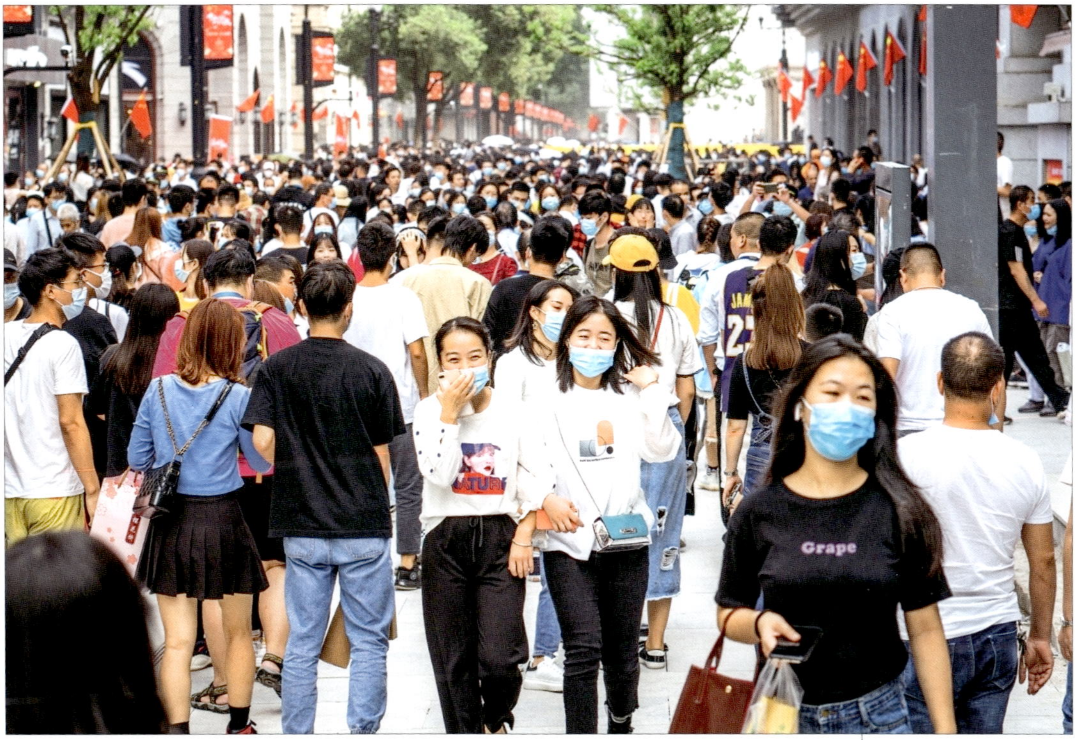

Abbildung 11: Wuhan, Hubei, China am 1. Oktober 2020. Covid-19, das sich von China aus pandemisch über die ganze Welt ausbreitete, ist aktuell ein Forschungsschwerpunkt für neue Therapieansätze. [Keitma / Shutterstock.com]

„Die neue Erkrankung COVID-19 wird durch das Virus SARS-CoV-2 ausgelöst. Aufgrund der globalen pandemischen Ausbreitung und der hohen Anzahl an Todesfällen stellen diese Erkrankung und deren Folgen einen hochaktuellen Schwerpunkt für die Erforschung und Entwicklung neuer Therapieansätze dar. Einer dieser Ansätze ist eine Therapie mit Vitamin C, ein vielversprechendes Vorgehen, das von diversen Arbeitsgruppen weltweit verfolgt wird. Hierbei wird die Wirkung der verschiedenen Vitamin-C-Anwendungen sowohl als Prophylaxe wie auch als Therapie der COVID-19-Erkrankung untersucht. Aktuelle Daten der Literatur zeigen, dass Vitamin C ohne signifikante Nebenwirkungen auf verschiedene pathophysiologische Prozesse der SARS-CoV-2-Infektion wirkt. Die Interleukin-6- zu Interleukin-10-Ratio oder das Verhältnis der Neutrophilen- zu der Lymphozytenzahl kann als Verlaufsparameter verwendet werden, um die Dynamik des Entzündungsgeschehens und so das Ansprechen auf die Therapie zu beurteilen. In diesem Rahmen kann der Vitamin-C-Spiegel des Blutserums kostengünstig und schnell im Kapillarblut anhand des Glukosespiegels überwacht werden.

(Stand: Mai 2020)“

Dr. Madeleine Wehrmann empfiehlt des Weiteren, dass es sinnvoll ist, den Erkrankten zusätzlich zur Stärkung des Immunsystems Vitamin D, Vitamin A, Omega-3-Fettsäuren, Selen und Zink bei der Therapie zu verabreichen.

Rostocker Arzt übt Kritik am Ausklammern des Vitamin C aus der Covid-19-Therapie

Das entspricht auch den Vorstellungen des Rostocker erfahrenen Arztes Doz. Dr. sc. med. Bodo Kuklinski, der in der Zeitschrift Orthomolekulare Medizin und Ernährung in einem Artikel mit dem Titel „Corona-Pandemie – Therapie nach dem Motto ‚Warum billig, wenn es auch teuer geht' seine langjährigen Erfahrungen mit Vitamin-C-Therapie bei Infektionskrankheiten mit folgenden Worten zum Ausdruck bringt.

„Viren sind bei schwachem Immunsystem virulent. Ein guter Arzt behandelt nicht nur die Gürtelrose evidenzbasiert, sondern hinterfragt ‚weswegen ist hier das Immunsystem so schwach, dass es eine Zoster-Infektion zuließ?' Damit bewegt sich der Arzt auf einem komplexen Gebiet der Ernährung, körperlich-geistiger Befindlichkeit und umwelttoxikologischer Vorbelastung. Dieses Gebiet in Diagnostik und Therapie ist nicht evidenzbasiert. Es verlangt vom Arzt umfangreiches Wissen (wird nicht gelehrt), Empathie (wird nicht vermittelt), Zeitaufwand und Ärger mit Institutionen.

Aus der Vogelperspektive betrachtet ergeben sich folgende Schlussfolgerungen bei Morbiditäts- und Mortalitätsraten der Corona-Pandemie: **Das Immunsystem als Schauplatz der Corona-Aktivität.**

Auch aktuell sei die Frage gestattet: ‚Warum ist bei einigen wenigen das Immunsystem so schwach, dass es eine Corona-Infektion zulässt, die bei Ausgewählten sogar zum Tod führen kann?' Experten, selbst aus unterschiedlichen ‚ideologischen Lagern', sind sich ja darüber einig, dass COVID-19 zwar hochinfektiös, aber nur für eine relativ klar definierte Personengruppe gefährlich ist. Schon vor Ausbruch der Epidemie/Pandemie waren Coronaviren bei deutschen Personen nachweisbar. Eine stille Durchseuchung hatte schon 2019 stattgefunden."

Abbildung 12: Dr. Bodo Kuklinski kritisiert die aktuelle Covid-19-Therapie nach dem Motto „Warum billig, wenn es auch teuer geht". (Shutterstock.com)

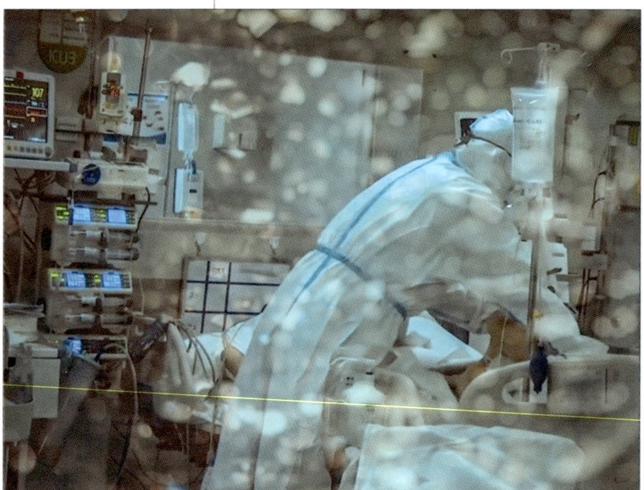

Als Ursachen der Immunschwäche nennt er die ungesunde Lebensweise, insbesondere die vitaminarme und ungesunde Ernährung.

Meine Erfahrungen entsprechen ebenfalls diesen Vorstellungen.

Ausblick für alle, die das Leben lieben

Dr. Wehrmann gibt den ganzheitlich denkenden humanmedizinischen Ärzten folgenden Ausblick (Zitat):

„Die aktuelle Literatur zeigt auf, dass Vitamin C eine nebenwirkungsarme und kostengünstige Alternative darstellt, deren antiinflammatorische und insbesondere antivirale Wirkung sowohl therapeutische als auch prophylaktisch im Rahmen der COVID-19-Krise von großem Interesse ist. Damit das volle Potenzial des Vitamin C in Zukunft noch breiter im Klinikalltag genutzt wird, sind sicherlich prospektive randomisierte Studien notwendig, wobei die IL-6-IL-10-Ratio oder das Verhältnis der Neutrophilen-Lymphozyten-Zahl (NLR) interessante Verlaufsparameter und Endpunkte darstellen könnten. Interleukine (IL-x) sind zu den Zytokinen zählende Peptidhormone, körpereigene Botenstoffe der Zellen des Immunsystems. Sie sind Träger der Kommunikation zwischen Leukozyten, aber auch anderen an der Immunreaktion beteiligten Zellen."

Die Neutrophilen stellen den größten Anteil der weißen Blutkörperchen (Leukozyten) dar. Ihre Hauptaufgabe ist die Abwehr von Krankheitserregern (wie z. B. Bakterien und Viren).

Lymphozyten = Zellen des Lymphsystems. Sie dienen der Abwehr von Viren und Bakterien.

Patienteninformation über Vitamin C und Vitamin D bei Covid-19-Erkrankten

Die Praxis Biologische Zahnmedizin, Dr. Oliver Adolphs, Kirchenhof 1, 50933 Köln-Müngersdorf, hat folgenden Patientenbrief verschickt (Auszug).

„Sehr geehrte Patientinnen und Patienten, vor dem Hintergrund der Corona-Virus-Pandemie möchten wir Ihnen diese aktuelle Information unseres Partners, der Swiss Biohealth Clinic, nicht vorenthalten:

Wie schützen wir uns, unsere Mitarbeiter und unsere Patienten vor Covid-19?

Die Swiss Biohealth Clinic, eine der führenden Kliniken weltweit für biologische Medizin und Zahnmedizin, schützt ihre Patienten seit vielen Jahren therapiebegleitend vor und nach großen chirurgischen Eingriffen mit hochdosierten Vitamin-C-Infusionen sowie mit hochdosierten Gaben von Vitamin D3 und dessen Co-Faktoren. Nicht nur Studien zeigen, dass dieses Vorgehen sehr gut vor Infektionen schützt, sondern auch die neuesten Entwicklungen von Covid-19.

Die chinesischen Behörden kaufen in großem Stil Vitamin C auf dem Weltmarkt ein. Am 02. Februar 2020 wurden 50 Tonnen Vitamin C in die Provinz Hubei transportiert, wo die Coronavirus-Pandemie ihren Ursprung nahm. Es werden dort mit der hochdosierten Vitamin-C-Infusionstherapie große Erfolge erzielt."

Vitamin C als Antioxidant

Vitamin C – ein wichtiges Antioxidant zur Verhinderung von oxidativem Stress

Die zweite wichtige Funktion des Vitamin C ist die Beseitigung überschüssiger freier Radikale. Der Überschuss von freien Radikalen ist eine zellenzerstörende Stoffwechselfehlfunktion.

Oxidativer Stress wird durch Virusinfektionen und viele andere Erkrankungen und schädliche Umweltfaktoren verursacht.

Hochdosierte Vitamin-C-Gabe vermag die überschüssigen freien Radikale zu fangen und unschädlich zu machen. Die Antioxidantienfunktion des Vitamin C beruht auf seiner Eigenschaft eines starken RED-OX-Systems.

RED-OX = Reduktions-Oxidation

Mit dem RED-OX-System wird die Sauerstoffregulation im menschlichen Körper gesichert und überschüssige freie Radikale werden unschädlich gemacht.

Reduktion = Aufnahme von Elektronen
Oxidation = Abgabe von Elektronen

„Die vielfältigen Funktionen der Ascorbinsäure im menschlichen Körper resultieren primär aus der Tatsache, dass sie auf beiden Seiten an der universalen Redoxreaktion (kombinierte Reduktion und Oxidation) beteiligt ist, die einem Molekül Wasserstoffatome entzieht oder hinzufügt.

Die Ascorbinsäure oxidiert leicht zu Dehydroascorbinsäure, indem sie diese – die Oxidation bewirkende Substanz

Abbildung 13: Redoxsystem von L-Ascorbinsäure/ L-Dehydroascorbinsäure

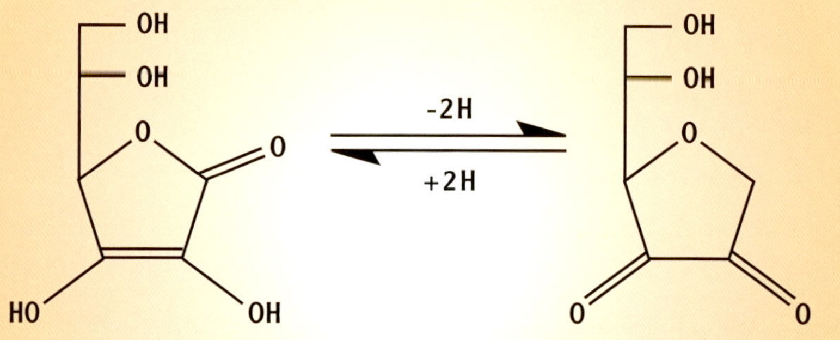

L-Ascorbinsäure (Endiol-Struktur)

L-Dehydroascorbinsäure (Diketo-Struktur, biologisch inaktive Form)

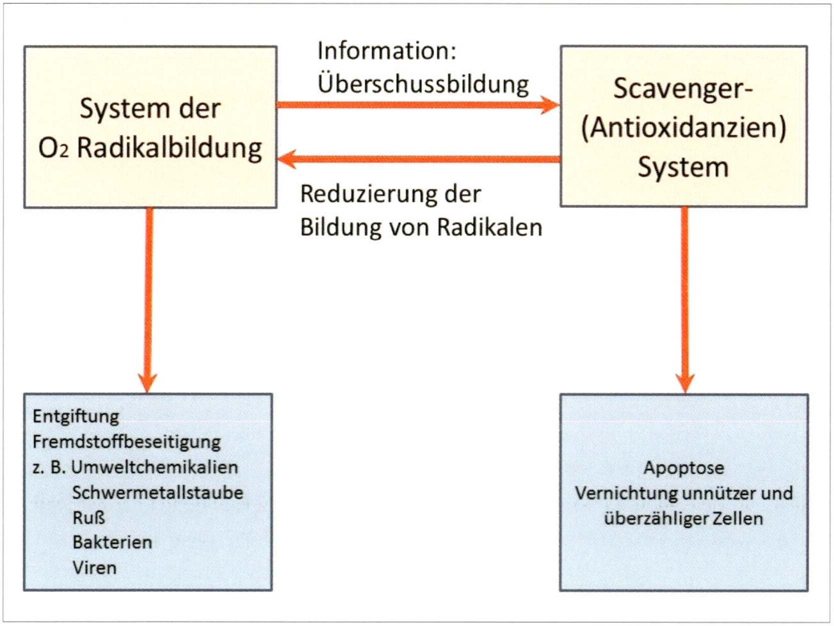

Abbildung 14: Natürliches RED-OX-Schutzsystem des Menschen [Archiv Hecht]

– an die beiden Wasserstoffatome abgibt. Damit unterstützt sie Redoxreaktionen im menschlichen Organismus, die an lebenswichtigen Synthesen beteiligt sind, wie z. B. die Synthese von Kollagen. Dieser Vorgang lässt sich jedoch mühelos umkehren, da die Dehydroascorbinsäure als starkes Oxidans wirkt und sich durch Aufnahme von zwei Wasserstoffatomen wieder in Ascorbinsäure verwandelt." [Krebs 2010]

Das natürliche Sauerstoff-Radikal-Regulationssystem (Red-Ox-System) des Menschen und seine Störungen

Die Sauerstoffradikale haben lebenswichtige Funktionen zu erfüllen. Sie beseitigen Gifte und abgestorbene Zellen sowie Fremdstoffe, Viren, Bakterien, Allergene usw. Gleichzeitig gibt es noch ein weiteres System im Organismus, welches den Überschuss an Radikalen beim gesunden Menschen verhindern kann. Dieses wird als Antioxidantien-, Red-Ox- oder Scavenger-System bezeichnet. Dieser Regulationsmechanismus funktioniert beim Gesunden und bei biotischer, biotroper Atemluft außerordentlich gut und sicher.

Das Antioxidantien-System verhindert den Überschuss an freien Radikalen durch den Abbau und die neue Synthese geschädigter Zellbestandteile sowie Steuerung der Apoptose. Mit der Apoptose werden Zellen vernichtet, die der Organismus nicht braucht oder die schädliche Wirkungen entwickeln können. So ist bekannt, dass sich bei jedem gesunden Menschen zu jeder Zeit auch einzelne entartete Zellen bilden können, die den Krebszellen ähnlich sind. Mittels der Apoptose werden sie sofort vernichtet. Sie bewirkt damit auch eine Antioxidantienfunktion.

Wenn aber das Antioxidantien-(Scavenger-)system überfordert wird und die Steuerung der freien Radikalen nicht mehr funktioniert, kann sich die Apoptose auch gegen die gesunden Körperzellen richten und zum Beispiel Zellen zerstören. Das kann, wenn es die Herzmuskelzellen betrifft, zum Infarkt führen.

Die überschießende Bildung von O_2-Radikalen wird freie Radikale oder oxidativer Stress genannt.

Oxidativer Stress tritt zum Beispiel bei Vitamin-C-Mangel auf.

Was bewirkt oxidativer Stress im menschlichen Körper beim ständigen Vorhandensein?

- beschleunigtes Altern
- degenerative Erkrankungen des Nervensystems, z. B. Demenz
- Hemmung der Spermatogenese
- Arteriosklerose
- Mitochondrienpathien
- erhöhte Virusinfektanfälligkeit
- Zellschädigungen vielfältiger Art
- Autoimmunerkrankungen
- Hauterkrankungen, Ekzeme, Melanome
- Erkrankung der Atemwege
- Fehlfunktionen des Immunsystems

Der Überschuss von freien Radikalen ist eine zellenzerstörende Stoffwechselfehlfunktion. Sie wird durch die Umweltbedingungen

Abbildung 15: Einfache schematische Darstellung des oxidativen Stresses [Archiv Hecht]

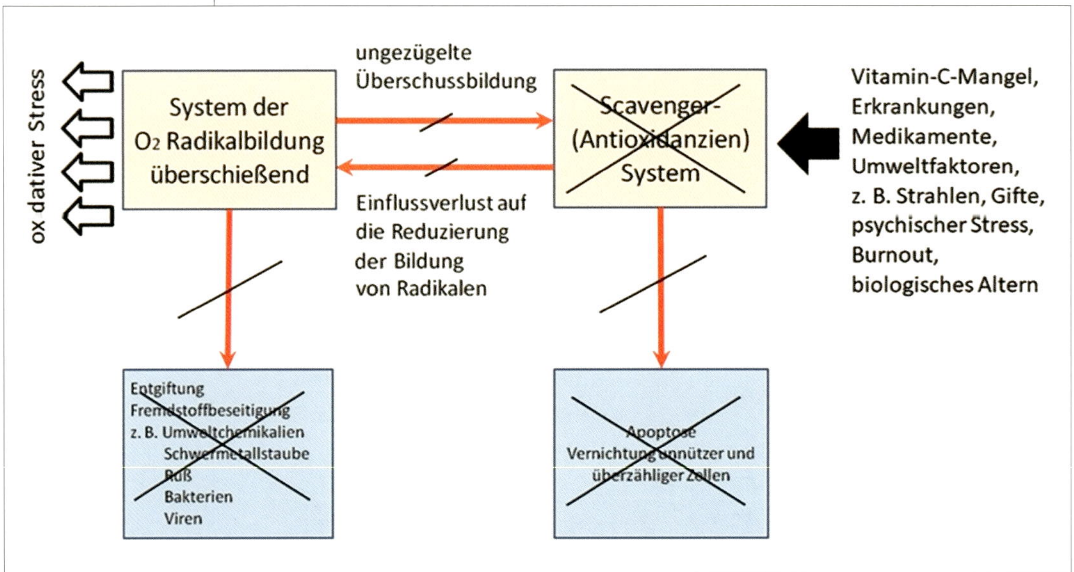

der technogenen Gesellschaft und durch gestörte Funktionen des menschlichen Körpers ausgelöst.

Die schleichende Vergiftung, wie David Servan-Schreiber die nachweisbaren Gifte im menschlichen Körper in seinem Antikrebsbuch [2008] bezeichnet, betrifft heute die meisten Menschen auf unserem Planeten. Diese Gifte verursachen aber nicht nur Entzündungen, z. B. als Basis für Krebserkrankungen, sondern sie verursachen des Weiteren den oxidativen Stress, d. h. einen Überschuss von freien O_2-Radikalen, die in dieser Form sehr aggressiv gegen die Zellen des menschlichen Körpers sein können.

Wodurch wird oxidativer Stress verursacht?

1. Umweltverschmutzung (Beispiele)

- Verbrennungsabgase: Rauch und Rußpartikel, Schwefeldioxide (SO_2), Kohlenmonoxid (CO), Stickoxide (NO und NO_2), Blei, Polychloride, Dioxin und Furan
- Strahlungen: z. B. UV-Strahlung, radioaktive Strahlung, Radionuklide, Mikrowellenstrahlungen (Handy)
- Autointoxikation (Selbstvergiftung) des Menschen: Nikotin, Alkohol
- Chemische Zusatzstoffe in Lebensmitteln, wie künstliche Aromen, Farbstoffe, Konservierungsmittel, Verpackungsmittel usw. sowie in Kosmetika

2. Psychischer Dysstress

3. Medikamente bei Langzeiteinnahme (Beispiele)

- Antihypertensiva (Blutdrucksenker)
- Cholesterinsynthesehemmer
- orale Antidiabetika
- Potenzmittel (Viagra)
- Antibiotika
- Analgetika (Schmerzmittel)
- Aspirin
- Antiarrhythmika (Mittel gegen Herz-Rhythmusstörungen)

4. Als Begleiterscheinungen bei Erkrankungen (Beispiele)

- Virus-Infektionserkrankungen
- Tumorerkrankungen
- Diabetes mellitus
- AIDS
- Lebererkrankungen
- Nierenerkrankungen
- Hypertonie (Bluthochdruck)
- Depression
- Adipositas (Fettsucht)
- Schmerzen

Wie wird oxidativer Stress gemessen?

Dazu wird Blut aus der Fingerbeere entnommen und in einer speziellen Apparatur analysiert. Damit wird das Gleichgewicht zwischen der oxidativen Belastung durch freie Radikale und dem antioxidativen Potenzial gemessen. Dieses Messsystem besteht aus:

d-ROMs-Test	BAP-Test
Bestimmung der Blutkonzentration von reaktiven Sauerstoffmetaboliten (ROMs) als Marker und Verstärker von oxidativem Stress	Bestimmung des Antioxidantien-Potenzials zur Neutralisierung von freien Radikalen
Messbeispiel:	> Freitag 09 Aug 13, 13:25:21 Uhr< d-ROMs = 319 U Carr. BAP-Test = 2370 U Cor.

Messeinheit Carr;
1 Carr = 0,08 mg/dl Wasserstoffsuperoxid im Blutserum

Tabelle 1: Bewertung der Resultate im Blut

CARR d-ROMs-Test	Bewertung	Carr BAP
< 250	optimal	> 2200
250-300	gut	2200-2000
300-320	Durchschnitt	2000-1800
320-340	bedenklich	1800-1600
340-400	mangelhaft	1600-1400
400-500	schlecht	1400-1200

Weitere wichtige Funktionen des Vitamin C

Bei welchen Vergiftungen wurden studienbelegt hohe Dosierungen Vitamin C effektiv angewendet?

[nach Levy 2020]

Aflatoxinvergiftung	Cadmium-Vergiftung	Selenvergiftung
Alkohol (Ethanol)-Vergiftung	Fluoridvergiftung	Stickoxidvergiftung
Aluminium-Vergiftung	Toxizität von Medikamenten	Strahlungstoxizität
Amphetaminvergiftung	Nickelvergiftung	Strychninvergiftung
Arsenvergiftung	PCB-Toxizität (Plastikweichmacher)	Quecksilbervergiftung
Barbiturat-Überdosis	Phenolvergiftung	Schlangen-/Spinnengifte
Benzolvergiftung	Pestizid-/Herbizidvergiftung	Tetrachlormethanvergiftung
Bleivergiftung	Pilzvergiftung	Vanadiumvergiftung

Vitamin C kann überschüssiges Histamin abbauen und ausscheiden

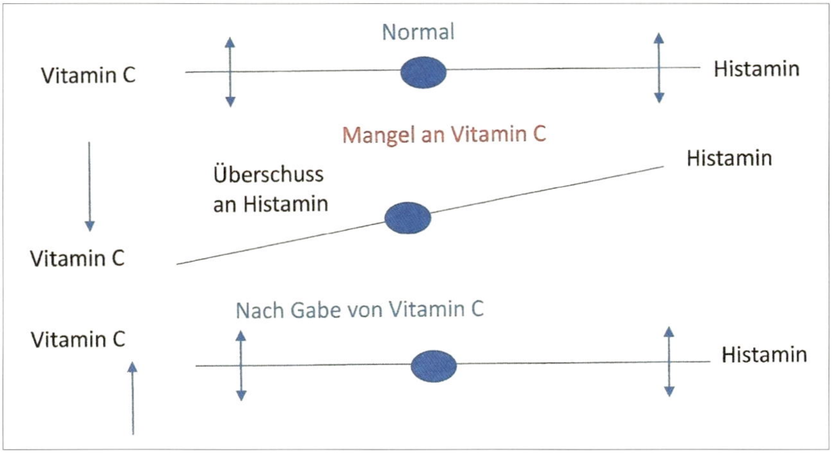

Abbildung 16: Histamin und Vitamin C im Organismus [Archiv Hecht]

Histamin ist ein biogenes Amin und wirkt als Mediator und auch als Neurotransmitter.

Wenn Vitamin C im Organismus vermindert ist, steigt das Histamin und bewirkt allergische Reaktionen. An 437 Probanden hat Krebs [2010] nachgewiesen, dass die Einnahme von Vitamin C die Histaminkonzentration im Blut senkt.

Vitamin C fördert die Aufnahme von Calcium im Knochengewebe

Für die Erhaltung der Knochengesundheit, insbesondere für die Knochen-Mineraldichte, ist Vitamin C unentbehrlich. Es stimuliert die Zellen (Osteoblasten), die Calcium in die Knochen einbauen. Es verhindert daher die Knochenbrüchigkeit und den Knochenschwund (Osteoporose).

Vitamin C und Kollagensynthese

Vitamin C ist wichtig für die Kollagensynthese, die ohne Vitamin C nicht erfolgen kann. Kollagen ist ein Protein im menschlichen Körper, das für die Bildung und Erhaltung der Haut, von Bändern und Sehnen, von Knorpelgewebe (Gelenke und Bandscheiben), Knochen, Blutgefäßen, Darmwänden, Magenwänden und von Muskelgewebe unentbehrlich ist.

In der Kollagensynthese ist Vitamin C ein Funktionspartner des Siliziumdioxids (Kieselsäure), das als Regulator des Bindegewebes (Grundsubstanz der extrazellulären Matrix) im menschlichen Körper wirkt.

Vitamin C und Carnitinsynthese

Vitamin C bewirkt als Cofaktor, dass die Aminosäure Carnitin synthetisiert wird. Diese hat die Aufgabe, den Transport der Fettsäuren zu den Mitochondrien zu gewährleisten. Dieser Prozess ist wichtig für die Energiequelle (Mitochondrien) der Zellen.

Vitamin C und Neurotransmittersynthese

Neurotransmitter sind körpereigene Wirkstoffe, die im Gehirn und im gesamten Nervensystem die Weiterleitung von Informationen durch bioelektrische Prozesse gewährleisten. Vitamin C ist direkt in die Produktion der Neurotransmitter einbezogen, welche die Funktion des Gehirns und des Nervensystems sichern. Zum Beispiel wird durch Vitamin C Serotonin und Noradrenalin synthetisiert. Das sind wichtige Neurotransmitter für die Gewährleistung der geistigen Funktionen des Menschen.

Vitamin C aktiviert die Neurohormone des Hypothalamus-Hypophysen-Nebennieren-Funktionssystems

Das Hypothalamus-Hypophysen-Nebennieren-Regulationssystem ist für die Regulation des vegetativen Nervensystems (Sympathikus/Parasympathikus) verantwortlich und lebenswichtig. Das vegetative Nervensystem reguliert alle Funktionen der inneren Organe (z. B. Herz-Kreislauf, Verdauung, Ausscheidung (Niere, Blase), Leber, Bauchspeicheldrüse, Nebennieren (Sexualfunktion), Schilddrüse lymphatisches System (Teil des Immunsystems). Der Hypothalamus ist eine kleine Gehirnregion. Die Hypophyse wird auch als Hirnanhangdrüse bezeichnet. Sie ist direkt mit dem Hypothalamus verbunden. Das Hypothalamus-Hypophysen-Nebennieren-Funktionssystem ist auch für die Stressregulation verantwortlich.

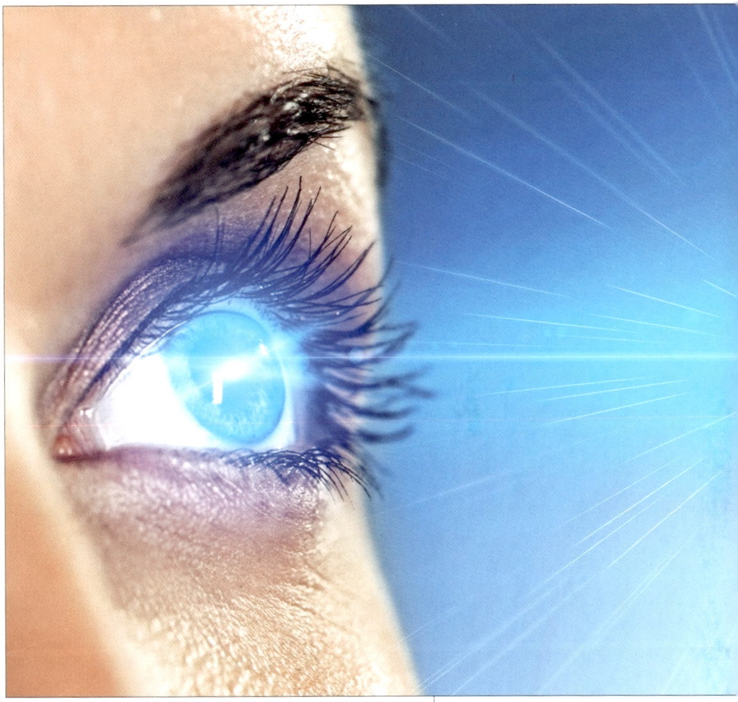

Abbildung 17: Vitamin C hilft, das Auge vor UV-Strahlen zu schützen

[Shutterstock.com]

Vitamin C schützt das Auge vor UV-Strahlung

UV-Strahlung bewirkt im Auge oxidativen Stress hoher Intensität. Jugendliche im Himalayagebirge haben aufgrund der dortigen hohen UV-Belastung häufig schon in jungen Jahren Linsentrübung. Im Kammerwasser ist bei Gesunden die Vitamin-C-Konzentration 15-20mal höher als im Plasma.

Vitamin C erhöht die Eisenaufnahme in den Zellen

Wenn Eisen zugeführt wird, ist es notwendig, Vitamin C dazu einzunehmen, weil dadurch das Eisen bessere Bioverfügbarkeit erreicht.

Vitamin C stimuliert die Synthese von Steroidhormonen (Sexualhormonen)

Steroidhormone werden alle in den Nebennieren gebildet. Dazu gehört zum Beispiel auch das stressregulierende Hormon Kortison, womit eine bessere Reaktion auf Stressoren erfolgt. Das Vitamin C vermag auch die Umwandlung des körpereigenen Grundstoffs Cholesterin in Gallensäure zu unterstützen. Das ist wichtig für die Fettverdauung.

Anmerkung: Es ist daher Unsinn, den Cholesterinspiegel mit Cholesterinsenkern zu vermindern, wie es manche Kardiologen fordern.

Vitamin C schützt das Herz-Kreislauf-System

Dr. med. Matthias Rath [2003] hat in seinem Buch „Warum kennen Tieren keinen Herzinfarkt ... aber wir Menschen" ausführlich beschrieben und mit wissenschaftlichen Daten belegt, wie wichtig Vitamin C für

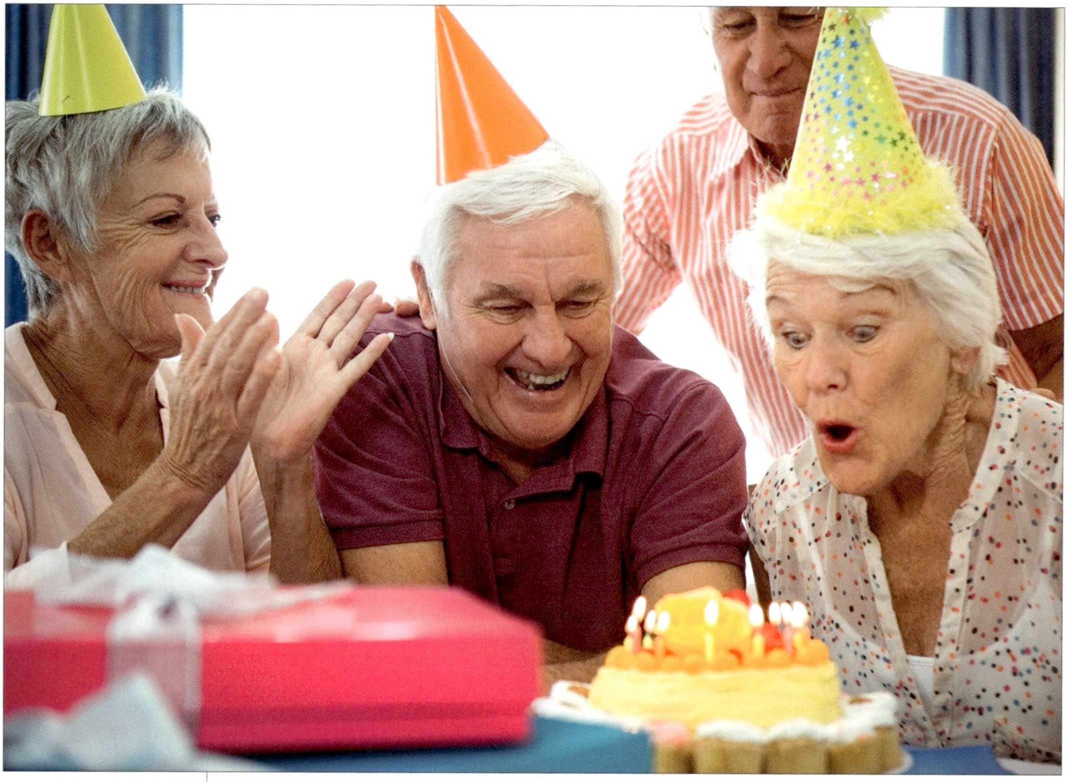

Abbildung 18: Wer wünscht sich das nicht: Gesund und aktiv möglichst alt zu werden! Zahlreiche Studien belegen, dass Vitamin C den Alterungsprozess bremsen kann. [Shutterstock.com]

die natürliche Vorbeugung von Durchblutungsstörungen, Herzinfarkt, Schlaganfall, Gefäßleiden bei Diabetes, Bluthochdruck, Herzschwäche, Herzrhythmusstörungen und anderen Herz-Kreislauf-Problemen ist.

Vitamin C hemmt den Alterungsprozess

Es gibt zahlreiche Studien, die zeigen, dass der biologische Alterungsprozess durch einen gesunden Lebensstil und durch Siliziumdioxid [Carlisle 1986] und Vitamin C verlangsamt wird. Eine von 1993-1997 in Großbritannien an 24.244 Frauen und Männern im Alter von 45-79 Jahren durchgeführte Studie ergab, dass durch einen gesunden Lebensstil der Alterungsprozess gehemmt werden konnte und diese Menschen Merkmale auswiesen, die 14 Jahre jünger waren, als die zu den Kalenderjahren passenden [Khaw et al. 2008]. Bei dieser als EPIC-Norfolk-Study bezeichneten Studie zeigte sich, dass bei diesen sich verjüngenden Menschen ein hoher Vitamin-C-Spiegel im Plasma nachgewiesen wurde.

Aus anderen Studien geht hervor, dass jeder Alterungsprozess im menschlichen Körper durch oxidativen Stress beschleunigt wird. Da Vitamin C eine starke Antioxidantienwirkung hat, ist davon auszugehen, dass der Verjüngungsprozess durch Vitamine laut der EPIC-Norfolk-Study auch durch die Antioxidantienwirkung von Vitamin C erreicht wurde. Eine zusätzliche Ergänzung mit Siliziumdioxid kann ebenfalls sehr hilfreich sein.

Warum bekommen die Tiere keinen Herzinfarkt?

Warum müssen Menschen Vitamin C unbedingt zuführen?

Wissenschaftliche Studien ergaben, dass fast alle Tiere, vor allem Säugetiere, Vitamin C selbst bilden können. Eine Ausnahme sind Menschen, Affen und Meerschweinchen [Übersicht Levy 2020; Krebs 2010].

Die Tiere, die Vitamin C selbst bilden können, verfügen über ein genetisch angelegtes Enzym: L-Gulonolactonoxidase (GLO). Diese befindet sich in der Leber und kann aus Glucose Vitamin C produzieren. Eine große Ziege, die etwa das Körpergewicht eines mittelgroßen Menschen hat, vermag täglich 1300 mg Vitamin C zu produzieren. Im Stress wird die Vitamin-C-Produktion spontan erheblich verstärkt. Es wird abgeleitet, dass diese Tagesdosis der Ziege auch der gesunde Mensch benötigt. Der gestresste Mensch benötigt mehr.
Diese Tabelle demonstriert die Selbstproduktion von Vitamin C einiger Tiere in normalem Zustand und unter starkem Stress. Dem Menschen fehlt diese Schutzfunktion offensichtlich aufgrund einer genetischen Fehlentwicklung.

Die Anlage für die Vitamin-C-Produktion hat der Mensch, aber sie funktioniert nicht. Deshalb muss der Mensch durch permanente Zufuhr dafür sorgen, dass seine Abwehrkraft, besonders wenn er permanent gestresst ist, ausreichend mit Vitamin C versorgt ist.

Tierart	Niedrige Vitamin-C-Synthese (kein Stress)	Hohe Vitamin-C-Synthese (starker Stress
Ziege	33 mg/kg/g/Tag	190 mg/kg/g/Tag
Schaf	25 mg/kg/g/Tag	-
Ratte	39 mg/kg/g/Tag	199 mg/kg/g/Tag
Maus	34 mg/kg/g/Tag	275 mg/kg/g/Tag
Kaninchen	9 mg/kg/g/Tag	226 mg/kg/g/Tag
Katze	5 mg/kg/g/Tag	40 mg/kg/g/Tag
Hund	5 mg/kg/g/Tag	40 mg/kg/g/Tag

Tabelle 2: Vitamin-C-Synthese bei Säugetieren (mg/kg KG/Tag) [Krebs 2010]

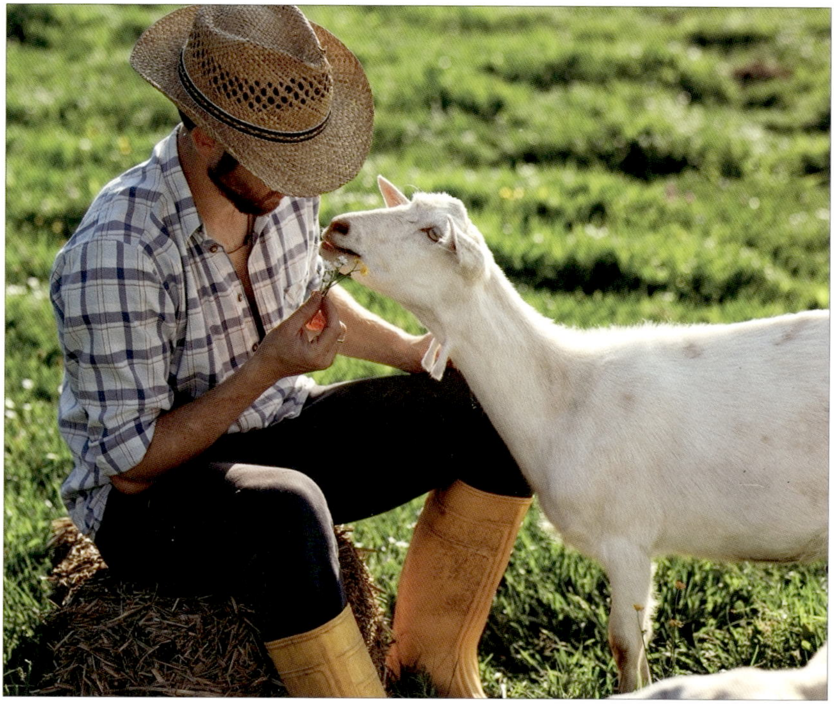

Abbildung 19: Anders als der Mensch kann eine ausgewachsene Ziege täglich bis zu 1300 mg Vitamin C selbst produzieren.
(Shutterstock.com)

Wie viel Vitamin C benötigt der Mensch täglich?

Die Deutsche Gesellschaft für Ernährung (DGE) gibt folgende Dosierungen an:

→ **Männer**	**110 mg/Tag**
→ **Frauen**	**95 mg/Tag**
→ **Raucher**	**155 mg/Tag**
→ **Raucherinnen**	**135 mg/Tag**

Leistungssportler, Schwangere und Kranke sollen noch höhere Dosen als die Raucher benötigen. Dabei ist der aktuelle Gesundheitszustand maßgeblich.

Falsche Empfehlung
Dosierung zu niedrig!!!

Wissenschaftlicher Erkenntnisstand heute:

- → **Tagesdosis bei Gesunden 1000-1300 mg**
- → **Tagesdosis bei Gestressten und Risikopersonen > 2000 mg**

Von der Gesellschaft für Ernährung wird prophylaktisch jene Vitamin-C-Dosis angegeben, die gerade zur Vermeidung von Skorbut ausreichend ist. **Das ist zu wenig!**

Eine Entzündung kann die Bioverfügbarkeit von Vitamin C stark senken. So kann beispielsweise eine virale Infektion innerhalb von Stunden eine so bedeutende Abnahme des Vitamin-C-Gehalts in den Leukozyten hervorrufen, dass die Skorbutgrenze erreicht wird. Damit ist die Abwehr gegen Viren und Bakterien erheblich gehemmt.

Einen erhöhten Bedarf haben Raucher, Alkoholiker, Senioren sowie Personen mit einer obst- und gemüsearmen Kost, ebenso haben Patienten mit Magen-Darm-Erkrankungen, Diabetes mellitus, dialysepflichtiger Niereninsuffizienz und Multimorbide einen erhöhten Bedarf. Letztlich sollte bei starker körperlicher und psychischer Belastung, Schwangerschaft und in der Stillzeit vermehrt Vitamin C zugeführt werden, um stabile Regulationsprozesse aufrecht zu erhalten und eine Abwehrschwäche des Immunsystems zu vermeiden [Wehrmann 2020].

Speicherung von Vitamin C im menschlichen Körper

Nach ausreichender Vitaminzufuhr, z. B. durch hochdosierte Applikation mittels intravenöser Infusion, speichert der menschliche Körper Vitamin C höchstens für die **Dauer von 100-130 Tagen.**

In den meisten Organen wie Augenlinse, Bauchspeicheldrüse, Knochen, Nebenniere, Leber, Gehirn, Thymus, Hypophyse befindet sich 10-100mal mehr Vitamin C (als Ascorbinsäure-Konzentration) als im Blutplasma. Auch in den weißen Blutzellen/ Leukozyten (Immunreaktionsfunktion) und Thrombozyten (Blutgerinnung) ist die Konzentration von Vitamin C so hoch wie in den aufgezählten Organen.

Die normale Konzentration von Ascorbinsäure im Plasma soll 3,0-14 mg/l, entsprechen 18-114 mmol/l, sein.

Ein geringer Versorgungsgrad mit Vitamin C wird mit Werten 1,7-3,0 mg/l Plasma angegeben. Vitaminmangel liegt vor, wenn Blutplasmawerte unter 1,7 mg/l liegen.

Vitamin-C-Überdosierung?

Toxizität!

Bei oraler Einnahme (schlucken) mit Tagesdosen über längere Zeit von täglich 10.000 mg: **Keine Nebenwirkungen.**

Bei kurzzeitiger Hochdosistherapie per Infusion bis zu 1,5 g pro kg Körpergewicht. Das bedeutet bei einem Körpergewicht von 60 kg 90 g Ascorbinsäure: **Keine Nebenwirkungen.**

Orale Einnahme bei einer einmaligen Dosis von 3 g kann entspannend wirken.

Keine Bildung von Nierenstein: Der Nierenstein bildende Stoff Oxolat ist bei Hochdosierung von Vitamin C im Urin unwesentlich erhöht.

Was ist bei der oralen Einnahme von Vitamin C zu beachten?

1. Tagesdosis in vier Teildosen einnehmen. Wozu? Bei großen Dosen kann der Überschuss ausgeschieden werden oder die Aufnahme in die Zellen hemmen.
2. Einnahme nach den Mahlzeiten. Einnahme auf nüchternen Magen kann eventuell Durchfall bewirken.
3. Vitamin-C-Fruchtgetränke und die in Wasser gelösten Fruchtextrakte (Pulver) in kleinen Schlucken einnehmen – die Flüssigkeit ca. 10 Sekunden im Mund behalten und dann hinunterschlucken.

4. Teiltagesdosen in Getränken immer frisch ansetzen.

Wer darf kein Vitamin C appliziert bekommen?

Patienten mit dem Enzymdefekt G6PDH. Dem G6PDH-Mangel liegt ein X-chromosomal vererbter Mangel des Enzyms Glucose-6-posphat-Dehydrogenase zugrunde. Von schweren Verlaufsformen sind somit fast ausschließlich Männer betroffen.

Bei weiblichen Patienten ist in jeder Zelle prinzipiell nur ein X-Chromosom aktiv. Bei heterozygoten Trägerinnen des G6PDH-Mangels führt dies somit zu einem Mosaik an Erythrozyten mit normaler und verminderter G6PDH-Aktivität.

Für G6PDH-Patienten ist Vitamin C absolut verboten.

Zurückhaltung von Vitamin-C-Applikationen wird empfohlen bei:

- Antikoagulanzien-Therapie
- Netzhautblutungen
- atriumreduzierter Diät

Wirkt hochdosiertes Vitamin C auf Elektrolytstoffwechsel?

Untersuchungen von 1 g Vitamin C pro Tag über einen Zeitraum von 12 Wochen und die Gabe von täglich 4 g Vitamin C über 2-3 Wochen ergaben, dass der Elektrolythaushalt nicht beeinflusst wird. Geprüft wurden Natrium, Kalium, Kalzium, Magnesium, Eisen, Kupfer, Zink und Mangan [Krebs 2010].

Gleiche Funktionen von Vitamin C und Siliziumdioxid im menschlichen Organismus

Die berühmte US-amerikanische Siliziumforscherin Carlisle [1986] erwähnte in ihren Arbeiten, dass SiO_2 (Siliziumdioxid) und Vitamin C synergetische Effekte bewirken können, das heißt sie können sich gegenseitig positiv beeinflussen. Das ist plausibel, wenn man einen Funktions-Wirkungs-Vergleich von Vitamin C und Siliziumdioxid vornimmt.

Vitamin C und Siliziumdioxid haben folgende gleiche Wirkungen im menschlichen Organismus:

- Kollagenbildung im Bindegewebe (Knochen, Sehnen, Bänder, Blutgefäßwände, Magen- und Darmwände, Knorpel in Gelenken)
- Immunmodulation
- Antioxidantienwirkung
- Hemmung des Alterungsprozesses
- Antiinfektwirkung (Viren, Bakterien, Pilze)
- Steuerung des Kalziumstoffwechsels
- Gewährleistung des bioelektrischen Informationsflusses im Gehirn und Nervensystem
- Förderung der Wundheilung

Vitamin C kann (oder sollte) in Verbindung mit Naturzeolith oder kolloidalem Siliziumdioxid eingenommen werden. Das ist wichtig für die Knochen- und Bindegewebegesundheit.

Risikofaktoren für Vitamin-C-Mangel

(Aus einschlägiger wissenschaftlicher Literatur)

- Rauchen
- psychosozialer Stress
- oxidativer Stress
- Lärmstress
- Elektrostress (Elektrosmog)
- Alkoholgenuss
- Dauereinnahme von Medikamenten
- Mangelernährung
- obstarme Ernährung
- dominierende Ernährung mit Reis und Weißmehlprodukten
- Umweltgifte aller Art
- extensiver Sport
- chronische Vergiftungen
- Erkrankung der Schleimhaut des Dünndarms, die größtenteils durch Medikamente verursacht

Risikopersonen für Vitamin-C-Mangel

- ältere Menschen
- Schwangere
- stillende Mütter
- chronisch Kranke
- ängstliche Personen
- Raucher
- Hochleistungssportler
- Freizeitsportler
- Flugpersonal, Vielflieger
- Schulkinder
- Senioren
- strenge Vegetarier
- Personal in Bestrahlungs- und Röntgeneinrichtungen
- Menschen, die verstärkt Umweltnoxen ausgesetzt sind (z. B. Arbeiter in Chemiewerken, bei der Müllabfuhr)
- starke persönliche Beanspruchung
- Alkoholabusus
- ständige Stresssituationen
- Schwangerschaft und Laktation (Stillen)
- extreme psychische Leistungsanforderungen
- Fehl- und Mangelernährung (z. B. auch Extremdiäten)

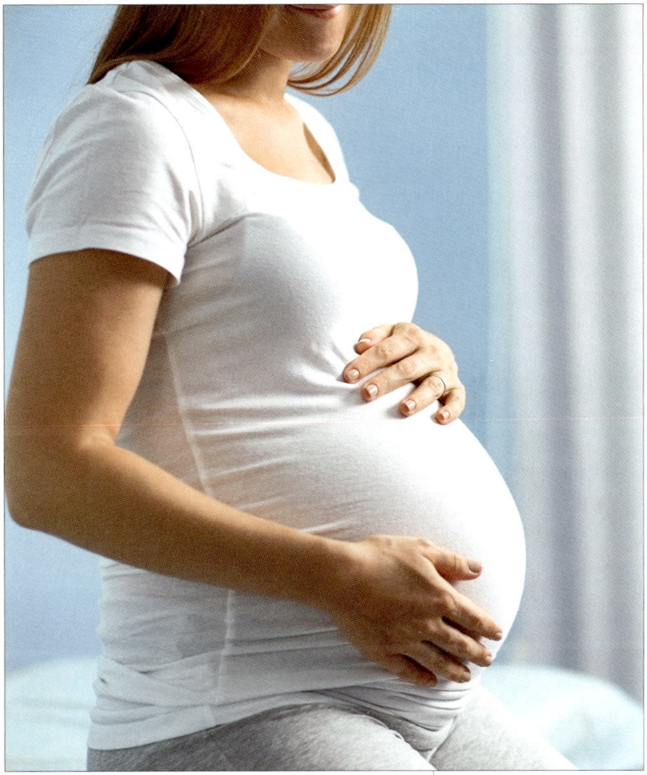

Abbildung 20: Auch Schwangere und stillende Mütter haben einen erhöhten Bedarf an Vitamin C und sind besonders anfällig für Mangelerscheinungen. [Shutterstock.com]

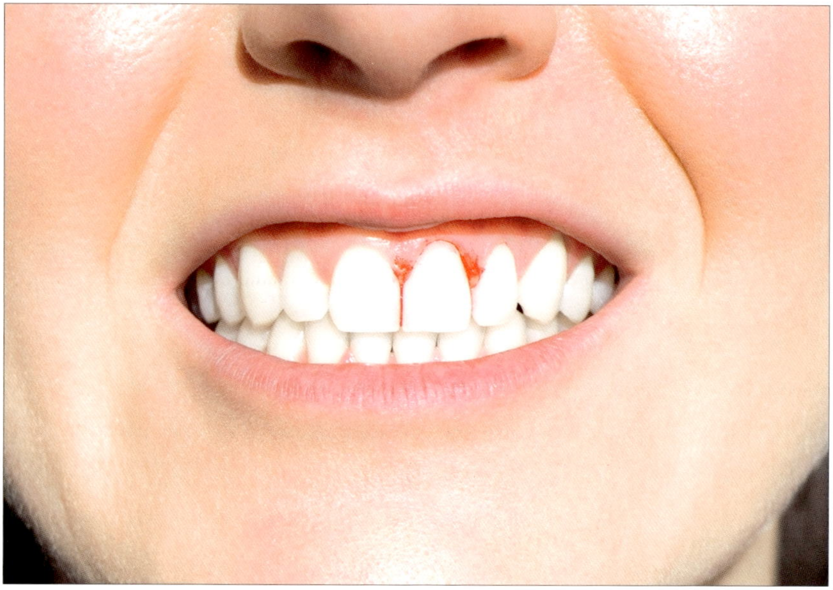

Abbildung 21: Verstärkte Neigung zu Nasen- und Zahnfleischbluten kann ein Indiz für Vitamin-C-Mangel sein. [Shutterstock.com]

Was ist für erforderliche Labor-untersuchungen bei Vitamin-C-Einnahme zu beachten?

[nach Krebs 2010]

Da Vitamin C im menschlichen Körper Werte von Glukose, Harnsäure, Kreatinin und anorganischen Phosphaten beeinflussen kann, sollte mindestens drei Tage vor der Laboruntersuchung die Vitamin-C-Applikation eingestellt werden.

Dieser Empfehlung ist aber mit Vorsicht zu begegnen, weil abruptes Absetzen bei Dauereinnahme den gesamten Stoffwechsel stören kann. Deshalb ist Ausschleichen von Vitamin C erforderlich.

Zeichen von Vitaminmangel, die zur Anwendung von Vitamin C veranlassen sollten

- verminderte Leistungsfähigkeit
- Frühjahrsmüdigkeit
- Appetitlosigkeit
- physischer und psychischer Stress
- bei Ängsten und Depressionen
- Neigung zu Nasen- und Zahnfleischbluten
- Infektanfälligkeit
- schlechte Wundheilung (z. B. Dekubitalgeschwür, Ulcus cruris, Verbrennungen)

Chronischer, subklinischer Skorbut

Harald Krebs [2012] bezeichnet den chronischen Mangel an Vitamin C als chronischen subklinischen Skorbut. Subklinisch heißt: noch nicht voll ausgebildeter Skorbut bzw. krankhafte Vorstufe von Skorbut. Diese charakterisiert er mit folgenden Symptomen:

- verminderte Leistungsfähigkeit
- Appetitlosigkeit
- Ermüdung bei geringer Belastung
- Blutungsbereitschaft (z. B. Nasenbluten, Zahnfleischbluten)
- Parodontose (Zahnfleischerkrankung)
- Neigung zu grippalen Infekten
- schlechte Wundheilung bei Hautverletzungen
- reduzierte Eisenresorption (Eisenmangel)

Schwerwiegende Langzeitfolgen eines Vitamin-C-Defizits können sein:

- frühzeitig einsetzende kardiale und zerebrale Gefäßsklerose (Arterienverkalkung des Herz-Kreislauf-Systems, besonders im Gehirn)
- Neigung zu Arthritiden (Gelenkerkrankung)
- Tendenz zu Frakturen (Knochenbrüche)
- frühzeitige Senilität mit beschleunigtem Abbau der körperlichen und geistigen Funktionen (frühzeitiges Altern, besonders der geistigen Prozesse)

Beim Auftreten dieser Symptome sollte unmittelbar die Zufuhr von Vitamin C erfolgen.

Chronischer subklinischer Skorbut ist keine Seltenheit

Mit der NHANES-III-Studie wurde festgestellt, dass 10 % der untersuchten US-amerikanischen Erwachsenen subklinische Vitamin-C-Mangelzustände ausweisen.

In einer Studie wurden von 2004-2008 1000 Nichtraucher im Alter von 20-29 Jahren untersucht. Dabei wurde festgestellt, dass jeder 3. Untersuchte einen subklinischen Vitaminmangel aufweist. Dieser Mangel war nachzuweisen bei Probanden mit Übergewicht, Bluthochdruck und chronischen Entzündungen.

Besonders gefährdet infolge von Vitamin-C-Mangel sind Patienten mit folgenden Erkrankungen

- Patienten auf Intensivstationen
- Patienten mit Diabetes mellitus II
- Patienten mit Arthritis
- Patienten mit chronischen Darmerkrankungen
- Patienten mit Bauchspeicheldrüsenentzündungen
- Patienten mit Osteoporose
- Patienten mit Lungenentzündungen
- Patienten mit Infektionen aller Art
- Patienten mit fortgeschrittenen Tumorerkrankungen

[Wissenschaftliche Belege 2016]

Superheilmittel Vitamin C

Vitamin C ist wirklich mehr als ein Vitamin

Die vorangegangenen Darlegungen zeigen, was Vitamin C für die Gesundheit der Menschen bedeutet und wie wichtig es ist, um Krankheiten zu vermeiden oder zu beseitigen. Hinzu kommt, dass Vitamin C keine schädlichen Nebenwirkungen hat und auch keine Überdosierungserscheinungen bei hochdosierten Vitamin-C-Infusionen auftreten.

Das häufig von Vitamin-C-Gegnern gebrauchte Argument, es lägen keine Studien vor, die die Wirkung des Vitamin C als therapeutisches und prophylaktisches Mittel belegen, möchte ich mit nachfolgender Aufstellung von Studien und Büchern entkräften. Es ist eine Lüge!

Thomas E. Levy [2020]: Superheilmittel – Beispiele

Effektive Anwendung von Vitamin C bei folgenden Erkrankungen (in Klammern: Angabe der Anzahl der vorliegenden Studien).

- Aflatoxinvergiftung (8)
- AIDS/HIV-Infektion (16)
- Alkohol- (Ethanol-)Vergiftung (20)
- Aluminium-Vergiftung (6)
- Alzheimer-Demenz (8)
- Amöbenruhr (Dysenterie) (5)
- Amphetaminvergiftung (7)
- Arsenvergiftung (7)
- Arthritis (12)
- Bakterienruhr (Dysenterie/Shigellose) (5)
- Barbiturat-Überdosis (4)
- Benzolvergiftung (7)
- Bleivergiftung (17)
- Bluthochdruck (Hypertonie) (11)
- Brucellose (10)
- Cadmium-Vergiftung (10)
- Fluoridvergiftung (4)
- Gürtelrose (Herpes zoster) (7)
- Hepatitis (akut viral) (8)
- Herpesinfektion (6)
- Keuchhusten (Pertussis) (8)
- Toxizität von Medikamenten (67)
- Masern (6)
- Mononukleose (4)
- Mumps (2)
- Nickelvergiftung (12)
- Nitrat-/Nitrittoxizität (14)
- Osteoporose (19)
- PCB-Toxizität (Plastikweichmacher) (8)
- Pestizid-/Herbizidvergiftung (19)
- Phenolvergiftung (9)
- Pilzvergiftung (2)
- Pneumonie (Lungenentzündung) (19)
- Quecksilbervergiftung (12)
- Schlangen-/Spinnengifte (8)
- Selenvergiftung (6)
- Staphylokokkeninfektionen (10)

- Staupe (Hunde und Katzen) (4)
- Stickstoffdioxidvergiftung (4)
- Strahlungstoxizität (24)
- Streptokokkeninfektionen (12)
- Strychninvergiftung (4)
- Tetanus (Wundstarrkrampf) (9)
- Tetrachlormethanvergiftung (7)
- Tollwut (Rabies) (3)
- Trichinellose (3)
- Tuberkulose (26)
- Typhus (5)
- Vanadiumvergiftung (15)

Bücher zur prophylaktischen und heilenden Wirkung von Vitamin C

Biohacking Academy (2018): Vitamin C: Das hochwirksame Heilmittel für unsere Gesundheit und unser Immunsystem. Independently Published, 96 Seiten, ISBN 9781729154137

Cameron E.; L. Pauling (1979): Cancer and Vitamin C: A Discussion of the Nature, Causes, Prevention and Treatment of Cancer with Special Reference. Camino Books Inc.

Krebs, H. (2017): Vitamin-C-Hochdosistherapie: Leitfaden für die therapeutische Praxis. Verlag Elsevier, Urban & Fischer, 333 Seiten, ISBN 9783437586101

LeBlanc, J. G. (2019): Vitamin C: an Update on Current Uses and Functions. BoD – Books on Demand, 82 Seiten, ISBN 9781789238952

Levy, T. E. (2020): Superheilmittel Vitamin C. Kopp-Verlag, 336 Seiten, ISBN 978-3864457487

Levy, T. E. (2020): Heilung des Unheilbaren: Vitamin C. Die Wunderwaffe der Natur, die selbst „unheilbare" Krankheiten heilt. Kopp Verlag. 432 Seiten, ISBN 978-3864457401

Pauling, L. (1972): Vitamin C und der Schnupfen. Übersetzt von Friedrich G. Helfferich. Verlag Chemie, Weinheim, ISBN 3-527-25458-7

Pauling, L. (1981): Vitamin C, the Common Cold & the Flu. Berkley Books, New York

Pauling, L. (1990): Linus Paulings Vitamin-Programm. Plädoyer für ein gesundes Leben. Bertelsmann, ISBN 3-570-02671-X

Pauling, L.; E. Cameron (2018): Cancer & Vitamin C. The 21st-Century edition. Camino Books Inc., 336 Seiten

Rath, Matthias (2003): Warum kennen Tiere keinen Herzinfarkt. MR Publishing, 320 Seiten, ISBN 9789076332543

Swain, S., E. M. Chanda Prajnadarsini et al. (2020): Dietary Importance of Vitamin C and E for Mullet Juveniles. LAP LAMBERT Academic Publishing, 112 Seiten, ISBN 9786139815166

Wissenschaftliche Belege (2016): Vitamin C Hochdosisinfusionstherapie. Pascoe.

Die Aufnahme von Vitamin C im Darm

Aus Studien und ärztlichen praktischen Erfahrungen geht hervor, dass Vitamin C gut im Dünndarm von gesunden Menschen resorbiert wird, das heißt vom Darm ins Blut und von dort aus zu den Zellen transportiert wird. Weil der Mensch ein Naturwesen ist, hat sich im Laufe der Evolution dieser Prozess fest in den menschlichen Körper eingeprägt.

Bei gesunden Menschen mit funktionsfähigem Darm wird Vitamin C ohne Schwierigkeit vom Darm in das Blut und dann weiter zu den betreffenden Zellen transportiert. Leider hat heute ein Großteil der Weltbevölkerung keinen gesunden Darm. Bei leichten Funktionsstörungen wird das zugeführte Vitamin C noch vollständig aufgenommen. Mit zunehmenden Störungen der Darmfunktion nimmt dieser Prozess ab. Die Ursachen für diese Funktionsstörungen sind

- Fehlernährung
- Überernährung
- Mangelernährung
- Medikamente (Dauereinnahme)

Besonders vitaminreiche Früchte

In der folgenden Tabelle sind besonders vitaminreiche Früchte und Gemüsearten aufgelistet:

Anteil an Vitamin C in mg pro 100 g	
Camu-Camu	2000-3000
Acerolakirsche	1700
Hagebutte	1250
Sanddornbeeren	450
Brennessel	333
Schwarze Johannisbeere	189
Petersilie	160
Paprika	140
Brokkoli	115
Meerrettich	114
Rosenkohl	112
Grünkohl	105
KiWi	100
Zitrone	52
Orange	50

Tabelle 3: Vitamin-C-Anteil in mg pro 100 g besonders vitaminreicher Früchte und Gemüsearten

Im Folgenden möchte ich einige Früchte aus dieser Liste näher vorstellen:

Camu-Camu-Frucht, 2000-3000 mg/100 g Frucht

Camu-Camu ist eine Pflanzenart (Strauch oder Baum, 3-8 m Höhe) und gehört zu der Familie der Myrthengewächse. Sie kommt in den Amazonasregionen von Peru, Kolumbien, Venezuela, Ecuador, Bolivien und Nord-Brasilien vor und wächst direkt an den Ufern des Amazonas.

Die Camu-Camu-Frucht ist eine kugelige Beere von 10-40 mm Durchmesser und hat eine rote bis violette Farbe. Sie hat meistens zwei Kerne.

Zusammen mit der Acerolakirsche zählt sie zu den Vitamin-C-reichsten Pflanzen der Erde und weist eine außergewöhnlich hohe Konzentration an sekundären Pflanzenstoffen aus.

Der Vitamin-C-Gehalt von 100 g Camu-Camu beträgt 2-3 g. Das ist die Vitamin-C-

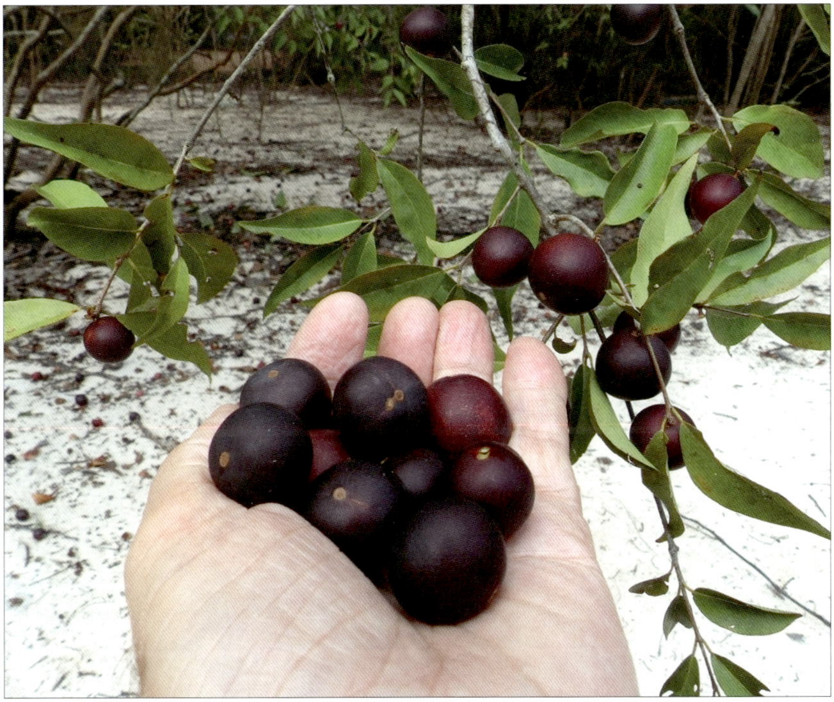

Abbildung 22: Im Amazonasgebiet wachsen Camu-Camu-Sträucher direkt an den Ufern des Flusses. (Shutterstock.com)

reichste Frucht, die bisher bekannt ist. Sie hat zusätzlich die wichtigen Inhaltsstoffe Vitamin B1, B2, B3, Vorstufen zu Vitamin A, Phosphor, Kalium, Magnesium, Kalzium und Aminosäuren.

Im Amazonasgebiet wachsen die Camu-Camu-Sträucher direkt am Ufer des Flusses. Nur vom Boot aus können die Früchte zwischen November und März bei günstigem Wasserstand geerntet werden, was sehr mühsam und zeitlich begrenzt ist.

Von den Einheimischen wird Camu-Camu als Nahrungsmittel oder Saft verzehrt.

In Deutschland gibt es die Frucht als Pulver, das sich in Wasser gelöst trinken lässt.

Camu-Camu gilt auch als Stimmungsaufheller. Einer japanische Studie zufolge wirkt Camu-Camu als Antioxidant und kann der Arteriosklerose (Arterienverkalkung) entgegenwirken. Kanadische Wissenschaftler fanden in Tierexperimenten eine Gewichtsreduktion nach Verabreichung von Camu-Camu. Diese Frucht soll die Schlankheit erhalten. Dazu gibt es Studien.

Acerolakirsche, 1700 mg/100 g Frucht

Das weiche Fruchtfleisch ist saftig duftend wie Äpfel und schmeckt intensiv säuerlich. Es enthält pro 100 g Frucht 1700 mg Vitamin C. Außerdem enthält die Acerola-

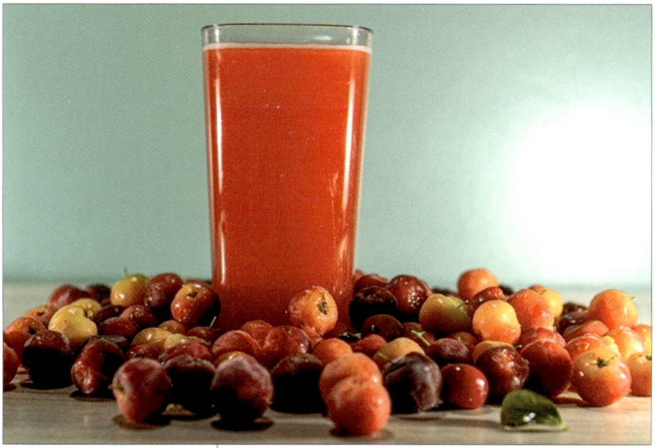

Abbildung 23:
Als Getränk wirken die Acerolakirschen besonders effektiv
[Shutterstock.com]

kirsche Provitamin A, die Vitamine B1, B2 und B5, Magnesium, Phosphor, Kalzium, Kalium. Sie hat neben der Wirkeigenschaft den Vitamin-C-Mangel zu beseitigen auch eine sehr stark antioxidative Wirkung (bindet überschüssige freie Radikale).

Die Einnahme ist am günstigsten als Fruchtsaft oder als pulverisierte Frucht, die noch alle Stoffe enthält. Das Pulver soll in Wasser gelöst getrunken werden.

Sanddorn, 450 mg/100 g Frucht

Sanddorn wird häufig als Zitrone des Nordens mit Hinblick auf den hohen C-Vitamingehalt bezeichnet. Der Sanddorn hat aber einen weitaus höheren Vitamingehalt als die Zitrone!

Neben Vitamin C hat Sanddorn viele andere Inhaltsstoffe: Carotinoide, Eisen, Eiweiß, freie Aminosäuren, Gamma-Linolensäure, Kalium, Kalzium, Cobalt, Kupfer, Magnesium, Palmitinsäure, Stearinsäure, Vitamin B, Vitamin E (Tocopherol), Vitamin P, Zink.

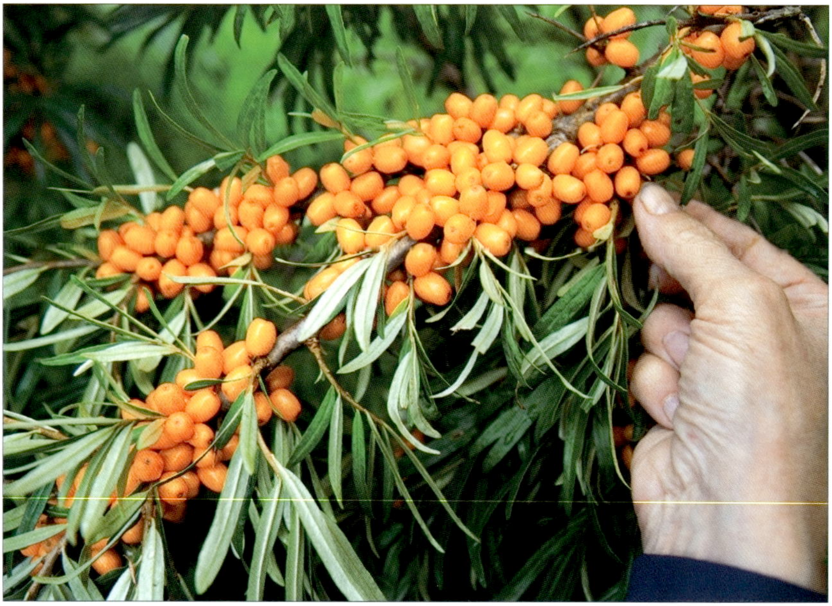

Abbildung 24:
Sanddornbeeren. Sanddorn zählt zu den vitaminreichsten Früchten (450 mg/100 g Frucht). Die orangefarbige Beere wächst an dornigen Sträuchern, die einen anspruchslosen Boden benötigen. Sanddorn ist vor allem an der Ostsee auf den Dünen zu finden.
[Shutterstock.com]

Sanddorn wird als Fruchtsaft, Beere und Öl angeboten. Er wächst wild, zum Beispiel an den Stränden der Ostsee, kann aber auch kultiviert angelegt werden, wie etwa im Sanddorngarten Petzow bei Potsdam.

Sanddorn hat weibliche und männliche Sträucher. Zu einem weiblichen Strauch sollen mindestens 2-5 männliche gepflanzt werden, um eine reiche Ernte zu erreichen.

Aus meiner Sicht ist Sanddorn die vitaminreichste Frucht, die der Bevölkerung in Deutschland zugänglich ist. Regelmäßiger Genuss von Sanddornsaft oder -extrakt schafft Gesundheit mit einem starken Immunsystem und schützt vor Infektanfälligkeit.

Schwarze Johannisbeere, 189 mg/100 g Frucht

Die beste Medizin aus dem Sonnengarten. Frucht vom Strauch pflücken und essen!

Schwarze Johannisbeeren unterscheiden sich im Geschmack und Vitamingehalt von den weißen und roten. Schwarze Johannisbeeren mit 189 mg Vitamin-C-Gehalt pro 100 g Frucht haben einen mehrfach höheren Gehalt an Vitaminen als ihre roten und weißen Artgenossen.

Die Erntezeit geht von Juli bis August. Die Beeren können vom Strauch abgepflückt und gegessen werden. Verarbeitung auch als Obstsalat. Die Beeren können auch getrocknet und eingefroren nach der Ernte erhalten werden. Auch die Blätter sind reich an Vitaminen und Mineralstoffen. Sie können als Smoothies, Salate und Suppengrün verwendet werden.

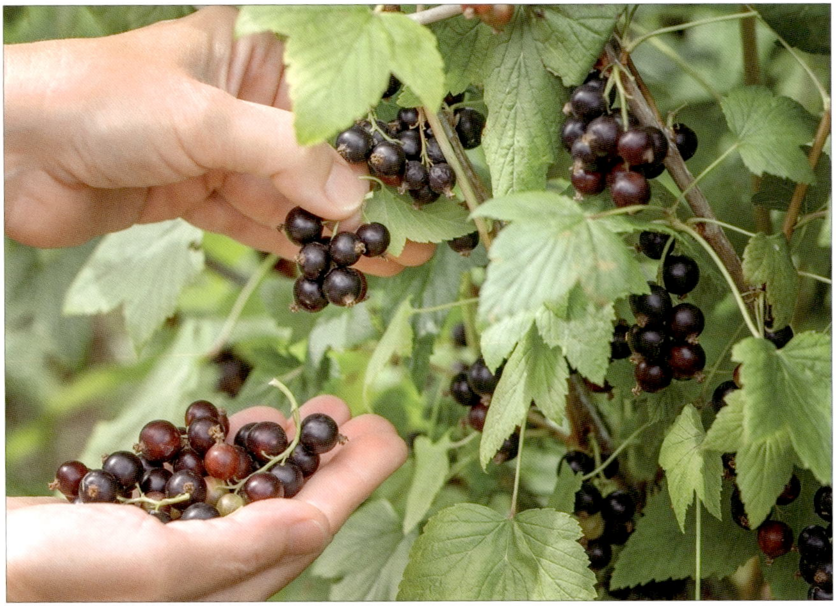

Abbildung 25: Schwarze Johannisbeeren
[Shutterstock.com]

Medikamente können das Verdauungssystem zerstören und die Absorption von Wirkstoffen (z.B. Vitamin C) verhindern

An erster Stelle sind es Langzeiteinnahmen von Antibiotika, die vor allem die Darmflora vernichten. Nach jüngsten Untersuchungen verursachen aber auch viele andere Medikamente Störungen der Darmflora, wie es folgende Beispiele zeigen.

Nachfolgend angeführte Beispiele zeigen das Ausmaß der Schädigung des Verdauungssystems durch längere Einnahme von Medikamenten.

APOTHEKEN Umschau

„**Durchfall durch Medikamente: Was tun?**" Durchfall gehört zu den häufigsten Nebenwirkungen von Arzneimitteln. Unter anderem Antibiotika, Blutdrucksenker und Metformin stehen im Verruf. Was hilft? (von Barbara Kandler-Schmitz, 22.03.2018)

Mit sieben Prozent ist der Durchfall Spitzenreiter in der Nebenwirkungsstatistik von Arzneimitteln. „Inzwischen sind mehr als 700 Wirkstoffe bekannt, die Durchfall auslösen können", sagt Professor Ralf Stahlmann vom Institut für Klinische Pharmakologie und Toxikologie der Charité in Berlin.

Dazu zählen sehr häufig verordnete Medikamente wie Antibiotika, Magensäureblocker, Blutdrucksenker und Diabetesmittel. Aber auch bei einigen rezeptfreien Arzneien kann die unangenehme Nebenwirkung auftreten."

aerzteblatt.de

„**Jedes vierte zugelassene Medikament beeinflusst Darmbakterien**" (21.03 2018)"

Landbewohner decken ihren Vitamin-C-Bedarf aus der Natur

Menschen auf dem Land decken gewöhnlich ihren Vitamin-C-Bedarf durch selbst angebautes Obst und Gemüse und pflücken es direkt vom Boden und Strauch. Sie ernten auch vitaminreiche Früchte, wie Sanddornbeeren, Schwarze Johannisbeere und Hagebutten (im Herbst).

Die Zufuhr von Vitamin C aus Früchten und Gemüse ist folglich die Normalität. Diese Möglichkeit haben aber nur noch die Menschen, die selbst Obst und Gemüse anbauen und frisch verzehren können. Der größte Teil der Menschen auf unserem Planeten lebt aber in Städten und Großstädten oder sogar in Megastädten, wo der Zugang zu Vitamin C schwer möglich ist.

Vitamin-C-Mangel in den Nahrungsprodukten der Supermärkte

Stichproben in Supermärkten haben gezeigt, dass Obst und Gemüse nicht die üblichen Mengenwerte und somit einen

Vitamin-C-Mangel aufweisen. Des Weiteren wurde festgestellt, dass Obst und Gemüse auf Märkten, das länger der Sonne ausgesetzt ist, auch einen reduzierten Gehalt an Vitamin C hat.

Wie können die Menschen in den Städten und Großstädten ihren Vitamin-C-Bedarf decken?

Die Urbanisierung (Stress, Luftverschmutzung → oxidativer Stress) verursacht,

- dass der Bedarf des Großstadtmenschen an Vitamin C erhöht ist,
- dass die im Supermarkt angebotenen Früchte nicht die volle Reife und nur einen geringeren Vitamin-C-Gehalt haben,
- dass durch Hydrokulturen und Industrialisierung der Landwirtschaft Vitamin C sogar fehlen kann.

Aus diesen Gründen besteht weltweit bei großen Teilen der Menschen Vitamin-C-Mangel, der sich in manchen Gebieten sogar noch **als Skorbut** zeigt, bei vielen Menschen aber **in Form des chronischen subklinischen Skorbuts** [Krebs 2010] präsentiert, ohne erkannt zu werden.

Die Deckung des Vitamin-C-Bedarfs ist infolgedessen wie folgt möglich:

Sanierung des Darms mit Naturzeolith täglich. Bitte als Pulver einnehmen. Nach einer Stunde können dann Früchte und Gemüse (zum Beispiel Bioprodukte) verzehrt werden.

Besonders zu empfehlen ist es, Früchte, Fruchtsaft und Extrakte der Frucht von Vitamin-C-reichen Früchten zu verzehren:

- Camu-Camu
- Acerolakirsche
- Sanddornsaft
- Hagebuttensaft
- Schwarze-Johannisbeere-Saft
  Achtung: Bei Säften auf Zuckergehalt achten!

Auch eingefrorene Früchte dieser Produkte haben noch den vollen Vitamin-C-Gehalt. Aber auch Ascorbinsäurepräparate aus der Apotheke können genutzt werden, um eine Tagesdosis von zirka 1000 mg/Tag zu erreichen. Alle angeführten Produkte und Präparate sollten möglichst nicht auf einmal, sondern auf 2-4 Teile auf den ganzen Tag verteilt zugeführt werden.

Zu empfehlen ist des Weiteren, in regelmäßigen Abständen (die mit dem Arzt oder Heilpraktiker abzusprechen sind) hochdosiertes Vitamin C (als Infusion) zuzuführen. Da leider die Krankenkassen diese prophylaktischen Maßnahmen nicht unterstützen, ist dies für viele zu teuer und belastend.

Das betrifft besonders Senioren mit niedriger Rente und Arbeitslose sowie Hartz-4-Empfänger. Da der Vitaminmangel weit verbreitet ist, oxidativen Stress und damit Multimorbidität zur Folge hat, sollten die Krankenkassen überlegen, ob es nicht günstiger ist, den Patienten mit Vitamin C zu versorgen, so wie sie es mit teuren Medikamenten tun!

Blick in die Zukunft

Ultrakolloidales Vitamin C für die transdermale Applikation zur Deckung des notwendigen täglichen Bedarfs

Fakt ist: Vitamin-C-Mangel wird immer mehr durch stressende Lebensweisen und Umwelteinflüsse zum Risikofaktor für Infektanfälligkeit und chronische Erkrankungen.

Da ich als Arzt nach dem Prinzip des Hippokratischen Eids denke und handele und keine Profitinteressen habe, möchte ich vielen Menschen aus dieser Misere helfen und sie in den Genuss eines Vitamin-C-prophylaktischen Zustands bringen. Um das zu erreichen, ist eine einfache Methode für die Applikation von hochdosiertem Vitamin C erforderlich. Dieses Ziel zu erreichen bedeutet neue Wege zu suchen.

Aufgrund meiner langjährigen Erfahrungen mit der transdermalen Applikation von ultrakolloidalem Magnesiumchlorid, Siliziumdioxid und Silber, ist es aus meiner Sicht möglich, ultrakolloidales Vitamin C transdermal zu applizieren. Der kolloidale Wirkstoff gelangt durch die Haut in die kolloidale Grundsubstanz der extrazellulären Matrix, dann weiter in das kolloidale Blut und dann in die Zellen.

Leider ist vielen Heilberuflern die kolloidale Zustandsform unbekannt. Teilweise trifft dies auch für die transdermale Applikation zu. Deshalb möchte ich nachfolgend eine kurze Einführung in die Kolloidalchemie geben.

Was sind Kolloide?

Kolloid = griechisch Kolla = Leim.

Kolloide sind Stoffe in einem Verteilungszustand, bei denen die dispersen Teilchen nur ultramikroskopisch nachzuweisen sind. Der kolloidale Zustand ist eine besondere Verteilungs- oder Zustandsform der Materie. Diese kann durch entsprechende Bearbeitung im Prinzip jeder Stoff annehmen.

Kolloiddisperse Verteilung = kolloidale Phase. Sie besteht aus Teilchen größer 1-100 nm. Die Teilchen stehen untereinander in einem Spannungsverhältnis und entziehen sich daher der Gravitation. Beispiel: Disperses kolloidales Siliziumdioxid. Teilchen sind Moleküle, Ionen, Molekülketten; sie sind keine Partikel.

Kolloide zeichnen sich durch ein ausgeprägtes Adsorptionsvermögen aus, welches durch die physikalischen Oberflächenspannungskräfte der Teilchen gewährleistet wird.

Kolloidalflüssigkeiten haben eine andere Eigenschaft als Lösungen. Nimmt man sie zwischen die Finger, vermitteln sie etwa die gleiche Wahrnehmung wie rohes Eiweiß.

Die lockere aber sichere kolloidale Verbindung hat eine große Adsorptionsfläche zur Folge (z. B. 1 g zugeführtes kolloidales Siliziumgel = 300 m^2 Adsorptionsfläche) und befähigt zur Einbindung des bioaktiven Siliziums in das kolloidale Blut- und Bindegewebe.

Die kolloidale Verteilung eines Stoffs erleichtert wegen der großen adsorbierenden Oberfläche erheblich das Eindringen in die kolloidale extrazelluläre Matrix und in die Zelle.

Alle Körperflüssigkeiten sind Kolloide

Der menschliche Körper besteht bekanntlich zu einem großen Teil aus kolloidaler Körperflüssigkeit (Blutserum, Urin, Lymphe, Verdauungssäfte, Liquor, Galle, Tränenflüssigkeit). Alle diese Flüssigkeiten haben kolloidale Eigenschaften, denn alle Lebensvorgänge spielen sich in der kolloidalen Phase ab. Nur durch den kolloidalen Zustand ist der Blutfluss im Körper möglich, weil er sich der Gravitation entzieht. Im nichtkolloidalen Zustand würde kein venöser Rückfluss und kein Fluss der Lymphe im menschlichen Körper erfolgen.

Den körpereigenen Kolloiden sehr adäquat sind kolloidale Mineralverbindungen, beispielsweise kolloidales Silber, kolloidales Siliziumdioxid, kolloidales Natriumchlorid (Sole). Es besteht daher für kolloidale Mineralien eine 10fach höhere Bioverfügbarkeit im Vergleich zu Lösungen und Suspensionen.

Wie gelangt das ultrakolloidale Vitamin C durch die Haut zu den Zellen?

Wir wissen, dass Schweiß, der durch die Haut vom Gewebe nach außen kommt, salzig schmeckt. Untersuchungen zeigten, dass Schweiß häufig viel Magnesiumsalze, aber auch Kalium-, Natrium-, Kalzium- und andere Salze enthält. Lässt man ein verschwitztes Trikot eines Sportlers in der Sonne trocknen, wird man eine weiße Salzschicht sehen. Gelangen Mineralsalze von innen nach außen durch die Haut, muss logischerweise auch der umgekehrte Weg möglich sein.

Diese Möglichkeit wird auch von vielen Arzneimittelproduzenten genutzt, die transdermale Applikationssysteme in Form von Pflastern entwickelt haben und so langsam über längere Zeit die Arzneimittel zuführen.

Die Haut bietet drei Transportwege für die Zufuhr des wahren ultrakolloidalen Vitamin C:

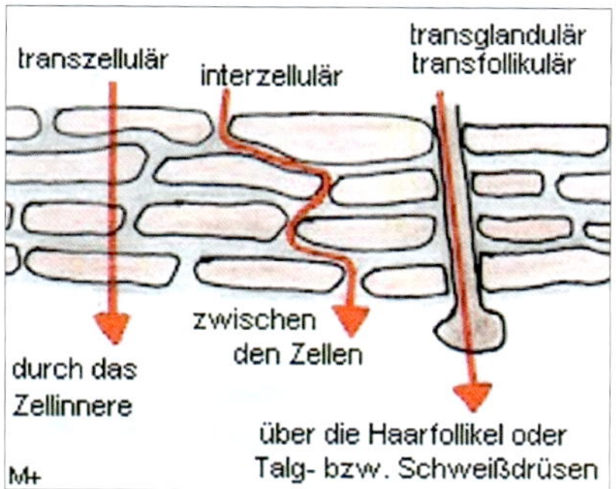

transzellulär = durch das Zellinnere, extrazellulär = durch die Zellzwischenräume, transglandulär = über die Schweißdrüsen, transfollikulär = durch die Haarfollikel

Abbildung 26: Mögliche Transportwege des wahren ultrakolloidalen Vitamin durch die Haut

[Quelle: http://www.medizinfo.de/arzneimittel/resorption/transportwege_haut.shtml]

Ultrakolloidale Stoffe, die transdermal appliziert werden, sind für den menschlichen Körper Naturstoffe und werden bevorzugt aufgenommen und an die Zellen weitergeleitet. Sie besitzen eine optimale Bioverfügbarkeit.

Alle Natur ist kolloidal

Die Dispersionsmittel in Kolloiden können fest, flüssig und gasförmig sein. Sol liegt vor, wenn die Partikel der dispersen Phase relativ frei voneinander existieren. Gel liegt vor, wenn die Teilchen der dispersen Phase netzartig miteinander verbunden und schwer gegeneinander verschiebbar sind. Gasförmige Kolloide werden als Aerosole bezeichnet.

Da sich kolloidale Flüssigkeiten der Gravitation (Schwerkraft) der Erde entziehen, ist es möglich, dass das venöse Blut zurück zum Herzen fließen kann, dass das Lymphsystem ohne „Herz“ durch den Körper, nur durch Körperbewegung möglich ist, dass Bäume und Pflanzen das Wasser aus der Erde ziehen können und dass Quellwasser von unten nach oben fließen kann. Alle Natur ist kolloidal, die Wirbel in Bächen und Flüssen wirken wie Kollodatoren. Ähnliches vermag die Brandung an Meeresufern.

Wer kann das ultrakolloidale Vitamin C herstellen?

Mit dem Physiker Wilfried Rummel, Levanquell, Schwanstedt haben wir in den letzten Jahren ultrakolloidales Siliziumdioxid und ultrakolloidales Magnesiumchlorid entwickelt und erprobt. Während das ultrakolloidale Siliziumdioxid in Wasser gegeben als Trinkflüssigkeit eingenommen wird, erfolgt die Applikation von ultrakolloidalem Magnesium transdermal als Spray.

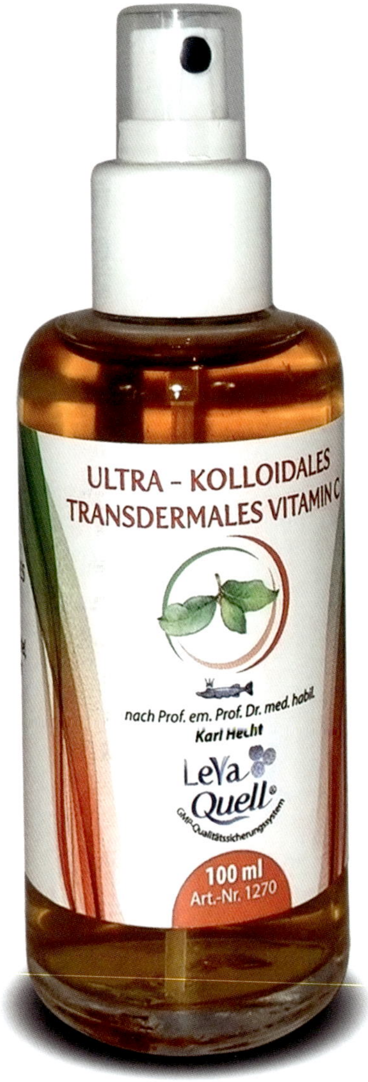

Erste Experimente mit ultrakolloidalem Vitamin und zur transdermalen Applikation sind erfolgreich abgeschlossen und es wird von der Firma Leva Quell produziert.

Applikation des ultrakolloidalen Vitamin C

Dieses in vierfach kolloidierter Form, als Tridestillat vorliegende ultrakolloidale Vitamin C wird gewöhnlich in 100 ml-Flaschen mit 20 g Ascorbinsäure zur Verfügung gestellt.

Die Flaschen sind mit einer Pumpvorrichtung ausgerüstet. Ein Pumpstoß gibt 0,5 ml Flüssigkeit frei, die 0,1 g (100 mg) Ascorbinsäure enthält. 10 Pumpstöße enthalten 1 g (1000 mg) Ascorbinsäure. Das entspricht einer mittleren Tagesdosis für einen gesunden erwachsenen Menschen ohne Dystress und andere Belastungen. Diese Dosis soll mindestens auf 4 Tagesteildosen verteilt werden. Bei Bedarf kann die Tagesdosis erhöht werden.

Warum die Verteilung auf mehrere kleine Dosen pro Tag?

Wenn ein Mensch seinen Bedarf an Vitamin C mit der Nahrung deckt, erfolgt die „Applikation" auch in kleineren Tagesdosen. Eine einmalige große Dosis entspricht nicht der Natur des Menschen und wird nicht voll verwertet; eventuell werden Teile davon ausgeschieden.

Wie kann die Effektivität der transdermalen Applikation nachgewiesen werden?

1. Durch Untersuchung der Vitamin-C-Konzentration im Blutplasma (siehe Seite 34-35), im Urin und in den Haaren
2. Durch Verbesserung des Befindens nach mehrwöchiger Einnahme
3. Durch Verminderung der Infektanfälligkeit bei Dauereinnahme
4. Durch Antioxidantientest

Auf welche Körperregionen soll ultrakolloidales Vitamin C gesprüht werden?

Das kann nach Belieben erfolgen, möglichst großflächig (Brust, Bauch, Rücken, Oberschenkel). Die Funktion der Grundsubstanz der extrazellulären Matrix veranlasst die Verteilung in die Zellen.

Warum benötigen Dauergestresste und durch Umweltfaktoren belastete Menschen mehr Vitamin C?

Psychosozialer Stress verbraucht sehr viel Vitamin C. Alle schädlichen Umweltfaktoren, Gifte, elektromagnetische Funkwellen, Strahlungen, Krankheiten u. a. verursachen oxidativen Stress, der als ein Feind des eigenen Körpers wirkt, die Infektanfälligkeit erhöht und Verursacher aller chronischen Erkrankungen ist. Das gilt auch für Rauch- und Alkoholeinfluss sowie mangelnde Bewegung.

Zusammenfassung

Vitamin C in Form von Ascorbinsäure ist neben seiner Antiskorbutwirkung in über 15.000 Funktionen des menschlichen Organismus einbezogen und übt sehr viele Aufgaben zur Erhaltung von Leben und Gesundheit aus. Es wirkt als:
• Regulator • Aktivator
• Promotor und • Moderator

Vitamin C stimuliert die Funktion des Immunsystems über die Antikörperimmunität und über die zellvermittelte Immunreaktion (Helferzellen, Naturkillerzellen, Leukozyten u. a.). Diese Zellen enthalten die 10-20-fach höhere Menge an Vitaminen als das Blut.

Vitamin C ist ein maßgeblicher Regulator des RED-OX-Funktionssystems und wirkt als starkes Antioxidant.

Immunkompetenz und Antioxidantienfunktionen des Vitamin C sind bei den gegenwärtig gestressten Menschen wichtig für die Resistenz (Widerstandsfähigkeit) gegen alle Umwelteinflüsse.

Vitamin C hemmt, ähnlich wie das Siliziumdioxid, den Alterungsprozess.

Vitamin C und Siliziumdioxid haben eine Anzahl von gleichen Funktionen im menschlichen Körper.

Während die meisten Tiere selbst Vitamin C produzieren können, fehlt dem Menschen diese Eigenschaft.
Er benötigt die ausreichende Zufuhr von Vitamin C.
Diese soll mit einer Tagesdosis von 1000 mg für Gesunde erfolgen.

Zur Erhaltung der Gesundheit benötigt der heute auf unserem Planeten lebende, stark gestresste und einer schleichenden Vergiftung ausgesetzte Mensch hohe Dosen von Vitamin C.

Die Hochdosierung von Vitamin C wurde in den 50er Jahren des vergangenen Jahrhunderts erstmals effektiv bei Patienten und Polioinfizierten und Herpesvireninfekten angewendet.
Heute ist sie Goldstandard.

Die Wirkung der Hochdosierungstherapie und -prophylaxe ist durch viele Studien belegt. Im Buch von T. Levy [2020]: „Superheilmittel Vitamin C“ werden 1200 Literaturquellen angegeben.

In der Volksrepublik China werden 50 Tonnen Ascorbinsäure für die Covid-19-Viruserkrankten effektiv eingesetzt. Es werden Tagesdosierungen von 15.000-30.000 mg pro Person angewendet. Während in Asien über die erfolgreiche Anwendung von hochdosiertem Vitamin C ausführlich berichtet wurde, wurden in Europa und den USA die Effekte verschwiegen. Die Volksrepublik China hat schon nach kurzer Zeit die Covid-19-Pandemie überwunden und ihre Wirtschaft ist aufgeblüht.

Mit vitaminreichen Früchten (heutzutage möglich als Fracht), natürlichem Saft oder Fruchtextrakten wie von Camu-Camu, Acerolakirsche, Sanddorn, Schwarze Johannisbeere, Hagebutte u. a. kann der tägliche Vitaminbedarf gedeckt werden (aber zuckerarm).

Vitamin C ist wärme- und lichtempfindlich. Obst und Gemüse nicht in der Sonne lagern und auch nicht über 60 °C kochen.

Kranke und Risikopersonen sollten in regelmäßigen Abständen (in Absprache mit dem Arzt / Heilpraktiker) Vitamin C mit Infusion (15 g) in Anspruch nehmen. Die Krankenkassen sollten diese hochdosierte Vitamin-C-Behandlung /-Prophylaxe in ihr Programm aufnehmen.

Vitamin-C-Mangel ist heute durch das stressende und umweltverschmutzte Leben als chronischer subklinischer Skorbut als Volkskrankheit unbedingt anzuerkennen. Damit einher geht die Schwächung der Immunzellen und dieses erlaubt den Viren ihre volle Entfaltung: Das haben die chinesischen Ärzte gut verstanden.

BITTE MERKEN SIE:

Alle Tiere (außer Affen und Meerschweinchen) haben die genetische Anlage zur Selbstproduktion von Vitamin C.

Dem Menschen fehlt diese Schutzfunktion offensichtlich aufgrund einer genetischen Fehlentwicklung. **Die Anlage für die Vitamin-C-Produktion hat der Mensch, aber sie funktioniert nicht. Deshalb muss der Mensch durch permanente Zufuhr dafür sorgen, dass seine Abwehrkraft, besonders wenn er permanent gestresst ist, ausreichend mit Vitamin C gestärkt wird.**

Literatur

Bocca, B.; G. Forte; F. Petrucci; A. Pino; F. Marchione; G. Bomboi; O. Senofonte; F. Giubilei; A. Alimonti (2005): Monitoring of chemical elements and oxidative damage in patients affected by Alzheimer's disease. Ann Ist Super Sanità 41(2), S. 197-203

Butterfield, D. A.; S. Griffin; G. Munch; G. M. Pasinetti (2002): Amyloid beta-peptide and amyloid pathology are central to the oxidative stress and inflammatory cascades under which Alzheimer's disease brain exists. J Alzheimers Dis 4, S. 193-201

Carlisle, E. M. (1986a): Silicon in Animal Tissues and Fluids. Academic Press. Inc. New York

Carlisle, E. M. (1986b): Silicon as an essential trace element in animal nutrition. In: Ciba Foundation Symp. 121: Silicon biochemistry., John Wiley u. Sons, Chichester u. a., S. 123-139

Cathcart, R. (1981): Vitamin C, titrating to bowel tolerance, anascorbemia, and acute induced survy. Medical Hypotheses 7(11), S. 1359-76

Cathcart, R. (1984): Vitamin C in the treatment of acquired immune deficiency syndrome (AIDS). Medical Hypotheses 14(4), S. 423-433

Cathcart, R. (1985): Vitamin C: the nontoxic, nonrate-limited, antioxidant free radical scavenger. Medical Hypotheses 18(1), S. 61-77

Cornelli, U; R. Terranova; S. Luca; C. Di Mauro; M. Cornelli (2001): Oxidative stress and senile dementia. La Medicina Biologica 3, S. 11-15 (italienisch), Lo stress ossidativo e la demenza senile

Douglas, R. et al. (2007): Vitamin C for preventing and treating the common cold. Cochrane Database Syst, Rev 3, S. CD000980

Engler, I. (1996): Wasser und Sauerstoff-Energetisierung. Die Bedeutung für biologische Systeme. Spurbuchverlag

Garnick, J. J.; B. Singh; G. Winkley (1998): Effectiveness of a medicament containing silicon dioxide, aloe and allantoin on aphthous stomatitis. Oral surgery, oral medicine, oral pathology, oral radiology, and endodontics 86(5), S. 550-556

Guidi, I.; D. Galimberti; S. Lonati; C. Novembrino; F. Bamonti; M. Tiriticco; C. Fenoglio; E. Venturelli; P. Baron; N. Bresolin; E. Scarpini (2006): Oxidative imbalance in patients with mild cognitive impairment and Alzheimer's disease. Neurobiol Aging 27(2); S. 262-269

Hemila, H.; E. Chalker (2013): Vitamin C for preventing and treating the common cold. Cochrane Database Syst Rev 1, S. CD000980

Holden, M.; R. Resnick (1963): The in vitro action of synthetic crystalline vitamin C (ascorbic acid) on herpes virus. Journal of Immunology 31, S. 455-462

Holden, M.; E. Molly (1973): Further experiments on the inactivation of herpes virus by vitamin C (L-ascorbic acid). Journal of Immunology 33, S. 251-257

Khaw, K. et al. (2001): Relation between ascorbic acid and mortality in men and women in Epic-Norfolk prospective study: a prospective population study.

Khaw, K.-T.; N. Wareham; St. Bingham; A. Welch; R. Luben; N. Day (2008): Combined impact of health behaviours and mortality in men and women. The EPIC-Norfolk Prospective Population Study. PLOS Medicine 5/1, S 0039-0047

Kim, H. et al. (2016): Red ginseng and vitamin C increase immune Cell activity and decrease lung inflammation induced by influenza A virus/H1N1 infection. J Pharm Pharmacol 68(3), S. 406-30

Kleber, F. (1971): Observations of the dose and administration of ascorbic acid when employed beyond the range of vitamin in human pathology. Journal of Applied Nutrition 23(3&4), S. 61-68

Kleber, F. (1974): Significance of high daily intake of ascorbic acid in preventive medicine. Journal of the international Academy of Preventive Medicine 1(1), S. 45-69

Krebs, H. (2010): Vitamin-C-Hochdosistherapie. Urban und Fischer, 348 Seiten, ISBN 978-3437586101

Lee et al. (2012): Oxidative stress and metal carcinogenesis. Free Radic Biol Med. Aug 15; 53(4), S. 742-57

Levine, M. (1986): New Concepts in the biology and biochemistry of ascorbic acid. N Engl J Med 314(14), S. 892-902

Levy, T. E. (2020): Superheilmittel Vitamin C. Kopp-Verlag, 336 Seiten, ISBN 978-3864457487

Levy, T. E. (2020): Heilung des Unheilbaren: Vitamin C. Die Wunderwaffe der Natur, die selbst „unheilbare“ Krankheiten heilt. Kopp Verlag. 432 Seiten, ISBN 978-3864457401

Pauling, L. (1972): Vitamin C und der Schnupfen. Übersetzt von Friedrich G. Helfferich. Verlag Chemie, Weinheim, ISBN 3-527-25458-7

Pauling, L. (1990): Linus Paulings Vitamin-Programm. Plädoyer für ein gesundes Leben. Bertelsmann, ISBN 3-570-02671-X

Pauling, L.; E. Cameron (2018): Cancer & Vitamin C. The 21st-Century edition. Camino Books Inc. 336 Seiten

Sagripantil, J. et al. (1997): Mechanism of copper-mediated inactivation of herpes simplex virus. Antimicrobial Agents and Chemotherapy 41(4), S. 812-817

Schlitter, H. E. (1995): Die Krebskrankheit aus ganzheitlicher Sicht eines biologisch unteilbaren Organismus. Der Deutsche Apotheker 47/4, S. 1-13

Servan-Schreiber, D. (2008): Das Antikrebsbuch. Kapitel 9: Antikrebspsyche, Kapitel 10: Der Angst die Spitze nehmen. Verlag Antje Kunstmann, München

Swain, S., E. M. Chhanda Prajnadarsini et al. (2020): Dietary importance of vitamin C and E for Mullet Juveniles.

Vakil, N.; M. Sparberg (1990): Steorid-related osteonecrosis in inflammatory bowel disease. Dtsch. Ärzteblatt 87, S. C900

Vollbracht, C. (2017): Vitamin C Prophylaxe bei Stress. Naturheilpraxis 9, S. 37-37

White, L. et al. (1986): In vitro effect of ascorbic acid on infectivity of herpes viruses and paramyxoviruses. Journal of Clinical Microbiology 24(4), S. 527-531

Zureick, M. (1950): Treatment of shingles and herpes with vitamin C intravenously. Journal des Practiciens 64, S. 586

Vitamin C bei Covid-19-Patienten

Chen, N; M. Zhou; X. Dong; J. Qu; F. Gong; Y. Han; Y. Wiu; . Wang; Y. Wie; J. Xia; T. Yu; X. Zhang; L. Zhang (2020): Epidemiological and clinical characteristics of 99 cases of 2019 novel coronavirus pneumonia in Wuhan, China: a descriptive study. Lancet London Engl.

Cheng, R.; S. Hanping et al. (2020): Early large dose intravenous vitamin C is the treatment of choice for 2019-nCoV Pneumonia. Orthomolecular Medicine News Service

Cheng, R. (2020): Erfolgreiche Hochdosis-Vitamin-C-Behandlung von Patienten mit schwerer und kritischer COVID-19-Infektion. hgttp://www.orthomolecular.org/resources/omns/v16n18-deu.pdf, zugegriffen Mai 2020

Cheng, R. Z. (2020): Early large dose intravenous vitamin C is the treatment of choice for 2019-nCov pneumonia. OMNS 16(18):3 [Google Scholar]

Cheng, D. R. (2020): Hospital treatment of serious and critical COVID-19 infection with high-dose vitamin C. 3.10.1136/bmJ.m1626

Erol, A. (2020): High dose intravenous vitamin C treatment for COVID-19. https://osf.io/p7ex8, zugegriffen Mai 2020

Gorton, H. C.; Jarvis, K. (1999): The effectiveness of vitamin C in preventing and relieving the symptoms of virus-induced respiratory infections. J. Manipulative Physiol Ther Oct 22(8) 530-3

Hemila, H. (2020): Vitamin-C-Infusionen bei COVID-19 im Check. Pneumo News 12, 50

Hernandez, A. (2020): Two known therapies could be useful as adjuvant therapy in critical patients infected by COVID-19. Rev Esp Anestesiol Reanim 20(1):30071. PMC.free.article [Google Scholar]

Kuklinski, B.; N. Fuchs (2020): Corona-Pandemie-Therapie nach dem Motto „Warum billig, wenn es auch teuer geht". OM&Ernährung Nr. 171, S. 4

Liu, F.; Y. Zhu; J. Zhang; Y. Li; Z. Peng (2020): Intravenous high-dose vitamin C for the treatment of severe CoVID-19-stud protocol for a multicentre randomised controlled trial. BMJ Open, Jul 8, 10(7): e039519.doi:10.1136/bmjopen-2020-039519

Orthomolecular Medicine News Service Editorial Review Board (2020): Rationale for vitamin C treatment of COVID-19 and other viruses. Orthomolecular Med News Service

Saul, A. W. (2020): Die Regierung von Shanghai empfiehlt offiziell Vitamin C für COVID-19. http://www.orthomolecular.org/resources/omns/v16n16-deu.pdf, zugegriffen Mai 2020

Wehrmann, M. (2020): Vitamin C zum Schutz vor SARS-CoV-2 und zur Behandlung von COVID-19. Springer-Verlag GmbH Austria, ein Teil von Springer Nature. J Gynäkol Endokrinol Ch, Sep 10:1-7

Kurzbiografie des Autors

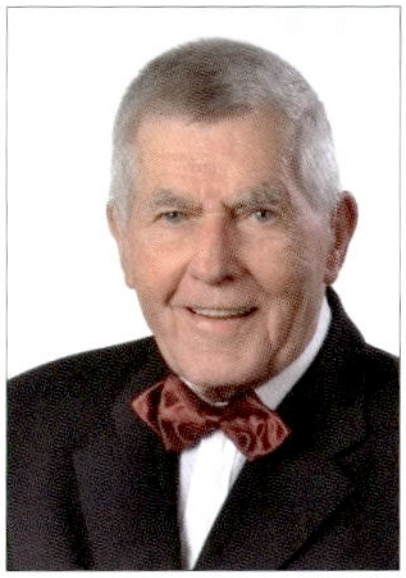

Dr. med. Dr. med. habil. Karl Hecht
* 15.02.1924 in Wohlmirstedt (Kreis Nebra)
† 23.09.2022 in Berlin

Arzt, Wissenschaftler (ganzheitsmedizinischer), Hochschullehrer, Buchautor, Seniorensportler

1950-55	Studium an der Medizinischen Fakultät (Charité) der Humboldt-Universität zu Berlin
1957	Promotion zum Dr. med.
1970	Habilitation zum Dr. med. habil.
1971	Ernennung zum ordentlichen Professor der Sektion Neurophysiologie der Akademie der Wissenschaften der DDR
1977	Berufung zum Professor und zum Direktor des Instituts für experimentelle und klinische Pathophysiologie an der Charité der Humboldt-Universität zu Berlin (Pathophysiologie = Lehre von den Funktionen der Krankheitsentwicklungen)

Schwerpunkte der Forschungsarbeiten: Stress-, Schlaf-, Chrono-, Umwelt-, Weltraummedizin, Blutdruckregulation, Mineralstoffwechsel, Neuropsychobiologie, Regulationspeptide, Gesundheitswissenschaften, Neurowissenschaften, Elektromagnetische Frequenzen und Gesundheit.

Schwerpunkte der letzten 15 Jahre: Mineralien und Gesundheit, Gesundheit- und Schlafstörer Elektrosmog, weltraummedizinische Erkenntnisse für gutes Schlafen auf der Erde (Gravity-Bett), niedriger und hoher Blutdruck, nichtmedikamentöse Kuren: Zum gesund und jung bleiben beim Älterwerden, Kurzentrum NaturMed Davutlar (Westtürkei). Über 450 wissenschaftliche Publikationen in nationalen und internationalen Zeitschriften und Sammelbänden sowie 61 wissenschaftliche Fach- und Sachbücher.

Förderung des wissenschaftlichen Nachwuchses: 173 Doktoranden zur Promotion geführt.

Gewählte und Ehrenmitgliedschaften (Beispiele):

- Mitglied der Internationalen Akademie für Astronautik (Paris)
- Ausländisches Mitglied der Russischen Akademie der Wissenschaften (Moskau)
- Ehrenmitglied der physiologischen Gesellschaft Kuba, Havanna
- Ehrenmitglied der Tschechischen Medizinischen Gesellschaft „Purkinje", Prag
- Ehrenpräsident der „World Organization for Scientific Cooperation" (WOSCO) – Science without Borders – London

Danksagung

Ein riesiges Dankeschön möchte ich an meine langjährige Mitarbeiterin Frau Dipl. Ing. Anke Dahmen richten, die alle meine Bücher erfasst, mitgestaltet, und die auch dieses Manuskript, das ich handschriftlich angelegt habe, mit Kreativität, Einsatzbereitschaft und Fleiß digitalisiert hat.

Dank an Dr. med. Yasar Yilmaz, Leiter des Kurzentrums NaturMed Davutlar (Westtürkei).

Dank dem Arzt für chinesische Naturheilkunde Zhen Zhang, Nanjing (Volksrepublik China).

Dank dem Heilpraktiker Peter Krönert (Berlin).

Bedanken möchte ich mich auch bei dem Leiter des Spurbuch Verlags, Herrn Paul-Thomas Hinkel, der dieses Buch hervorragend publiziert hat.

ALLE WERKE
ZUM THEMA

Gesundheit

AUS DER FEDER VON **KARL HECHT**

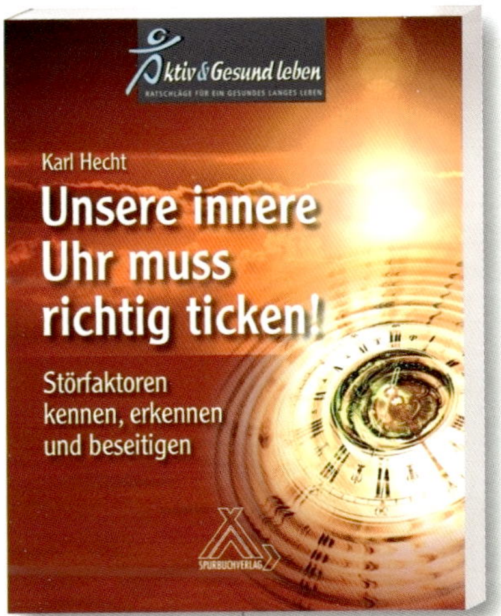

156 Seiten
Softcover
17,5 x 22 cm

ISBN 978-3-88778-582-6

Karl Hecht

Unsere innere Uhr muss richtig ticken!

Störfaktoren kennen, erkennen und beseitigen

Wir haben keine Zeit! Aber tatsächlich hatte noch keine Generation mehr Zeit zur Verfügung! Aber warum haben wir persönlich dann ein ganz anderes Gefühl?

Wer kennt die sogenannte innere Unruhe nicht? Unregelmäßige Schlaf-Wach-Muster, Schichtarbeit, Jetlag-Syndrom. Wir leben, ohne es zu wissen, komplett gegen unsere wirkliche innere Uhr. Je mehr wir uns davon entfernen, desto mehr schaden wir uns selbst.

Das Tempo unserer Gesellschaft wird immer schneller, ist der größte Feind einer rhythmisch funktionierenden inneren Uhr. Dies bedeutet aber Zerstörung der Gesundheit und der Natur des Menschen. Wir leben tatsächlich im Widerspruch zur Zeit und zum biologischen Rhythmus. Die Nonstop-Gesellschaft hat eine permanente Müdigkeit und Minderung der Leistungsfähigkeit und vieles mehr zur Folge.

In diesem Buch wird die innere Uhr des Menschen unter den Aspekten der Chronobiologie und der Schlafmedizin dargestellt, um zu informieren, wie die innere Uhr funktioniert und wie lebensnotwendig sie für uns ist. Was müssen wir darüber wissen und was können wir tun um unseren persönlichen Rhythmus der inneren Uhr zu finden?

Ein wichtiges Buch für unsere moderne Zeit.

» Kein Teil kann gesund sein, solange nicht das Ganze gesund ist«, sagte schon Platon (429-347 v. Chr.) – und er hatte wohl recht!

Prof. em. Prof. Dr. med. habil. **Karl Hecht** (15. 2.1924–23.9.2022), emeritierter Professor, Arzt und ehemaliger Direktor des Instituts für experimentelle und klinische Pathophysiologie an der Charité der Humboldt-Universität zu Berlin, Wissenschaftler, Hochschullehrer, Autor.

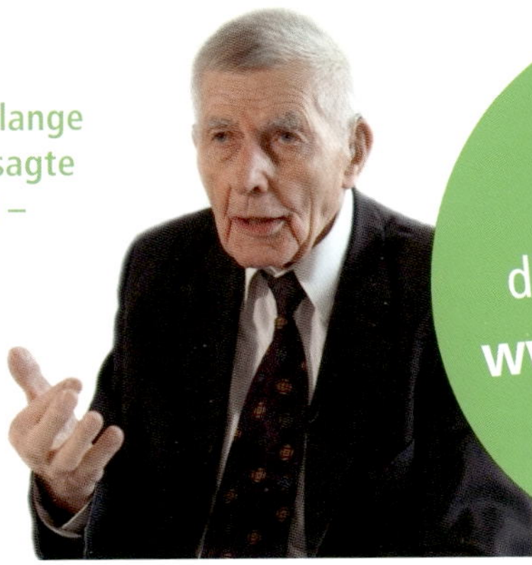

Bestellen Sie die Bücher von Karl Hecht direkt beim Verlag:
www.spurbuch.de
Lieferung innerhalb Deutschlands Portofrei!

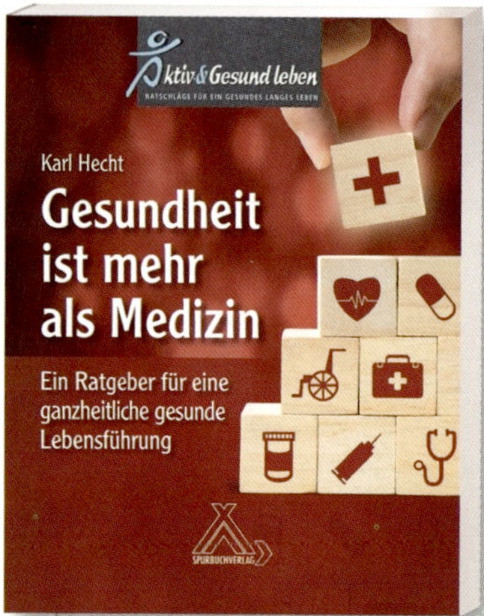

240 Seiten
Softcover
17,5 x 22 cm

ISBN 978-3-88778-584-0

Karl Hecht

Gesundheit ist mehr als Medizin

Ratgeber für eine ganzheitliche gesunde Lebensführung

Dieses Buch ist ein Ratgeber für eine ganzheitlich-naturverbundene Prophylaxe, die mit einer ganzheitlichen gesunden Lebensführung zur Harmonisierung von Geist, Emotionen und Körper mit der Natur und psychosozialen Beziehungen erreicht werden kann.

Die Idee zu diesem Ratgeber kam aus der Resonanz auf meine seit über zwölf Jahren herausgegebenen Gesundheitskalender. Mit dieser Kalenderserie habe ich Wege aufgezeigt, wie man mit einer ganzheitlichen gesunden Lebensweise zufriedenes Gesundsein erreichen und erleben kann.

In zunehmendem Maße vernehme ich Unzufriedenheit über das heutige Gesundheitswesen und mit der Medizin selbst. Die zunehmende Ökonomisierung des Gesundheitswesens mit der Bezeichnung Gesundheitswirtschaft betrachtet den Patienten als Ressource und die Gesundheit als Ware. Gleichzeitig wird den Ärzten und Ärztinnen die Möglichkeit ihr Qualitätsmerkmal, die ärztlichen Kunst auszuüben, versagt, indem sie an Leitlinien und Bürokratie gebunden zur Marionette degradiert werden. Das bedeutet für jeden, dem seine Gesundheit lieb ist, selbst die Verantwortung für sich zu übernehmen und eine konsequente ganzheitliche gesunde Lebensführung in seinem Alltag einzubauen. Mit diesem Buch möchte ich dazu Anregungen und Empfehlungen geben.

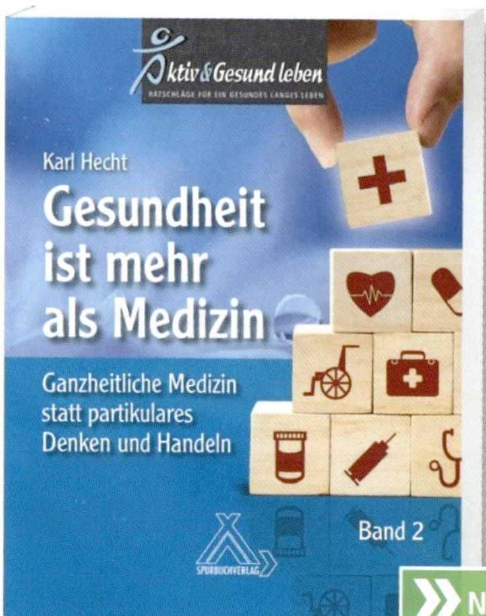

168 Seiten
Softcover
17,5 x 22 cm

ISBN 978-3-88778-585-7

Karl Hecht

Gesundheit ist mehr als Medizin

Ganzheitliche Medizin statt partikulares Denken und Handeln

Die gesamte westliche medizinische Wissenschaft ignoriert die Ganzheit des Menschen und dessen psychobiologischen Funktionen. Das ist ein großer Irrtum.

Diese Situation beschrieb Friedrich Cramer, ehemaliger Direktor des Max-Planck-Instituts für experimentelle Medizin und Genforscher: „Das Gros der Wissenschaftler denkt ausschließlich partikular. Sie sind so organisiert, dass sie das Spezialwissen fördern. Aber Weisheit kommt nur aus Gesamtschau. ... Lebenswissenschaft kann niemals partikular sein. Sie ist immer ganzheitlich. Mag sein, dass sie dann von den so genannten exakten Wissenschaften belächelt und nicht für voll genommen wird. Das müssen wir auf uns nehmen, denn wir haben es mit Lebendigem zu tun. für das wir Verantwortung tragen."

»Nicht die Spezialisierung bringt die Wissenschaft im Allgemeinen und die Medizin im Speziellen voran, sondern die Gesamtsicht auf den kranken Menschen und seine Umstände.«

Nicht die Details, die Spezialisierung bringt die Wissenschaft im Allgemeinen und die Medizin im Speziellen voran, sondern die Gesamtsicht auf den kranken Menschen und seine Umstände. Gesundheit ist mehr als die Summe von medizinischen Einzeldisziplinen und den Diagnosen verschiedener Fachärzte. Ein gesunder Mensch braucht ein ganzheitliches Denken, Handeln und Behandeln.

Karl Hecht

Glycin – ein wichtiger, nervenstärkender Bioregulator

Die unbekannte Uraminosäure mit einzigartigen Wirkeigenschaften

Glycin ist als Aminosäure in vielen Nahrungsmitteln enthalten und spielt bei der Eiweißsynthese im menschlichen Körper eine wichtige Rolle.

Es gibt wohl kaum einen anderen vergleichbaren Wirkstoff wie Glycin! Glycin ist pure Natur, die für das Wesen des Natur Homo sapiens unentbehrlich ist. Im menschlichen Körper hat Glycin multifunktionelle Aufgaben zu erfüllen. Es ist in den ganzen Stoffwechsel, besonders aber in den Eiweiß- und Hirnstoffwechsel eingebunden. Glycin wirkt selbst als Neurotransmitter (gehirnregulierender Überträger) und ist in zahlreichen Neuropeptid-Transmittern eingebunden. Neben der GABA (Gamma-Amino-Buttersäure) ist Glycin ein erregungshemmender Transmitter im Nervensystem des Menschen. Gleichzeitig ist Glycin (besonders das mikroverkapselte) ein multifunktionelles Heilmittel (besonders für das Nervensystem), welches keine unerwünschten Nebenwirkungen und keine Dosisbegrenzung ausweist. Kleinkinder, Erwachsene und ältere Menschen können ohne Bedenken Mikroverkapseltes Glycin einnehmen.

Gleichzeitig ist Glycin (besonders das mikroverkapselte) ein multifunktionelles Heilmittel (besonders für das Nervensystem), welches keine unerwünschten Nebenwirkungen und keine Dosisbegrenzung ausweist. Kleinkinder, Erwachsene und ältere Menschen können ohne Bedenken Mikroverkapseltes Glycin einnehmen.

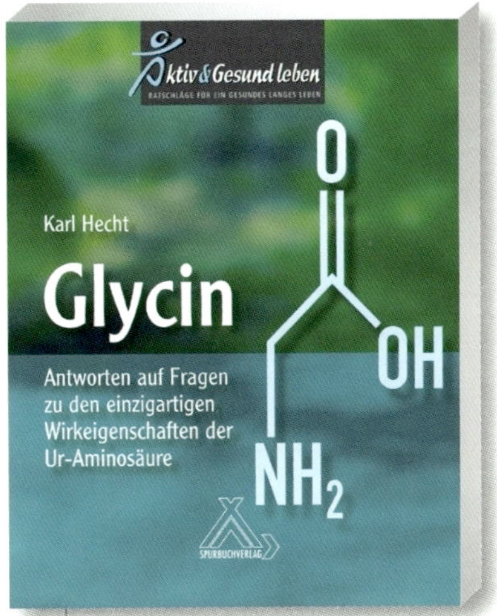

104 Seiten
Softcover
17 x 21,5 cm

ISBN 978-3-88778-021-0

Karl Hecht

Vielkrankheiten-Patienten und Magnesiummangel

Antworten auf Fragen zu einem weitverbreiteten Volksleiden

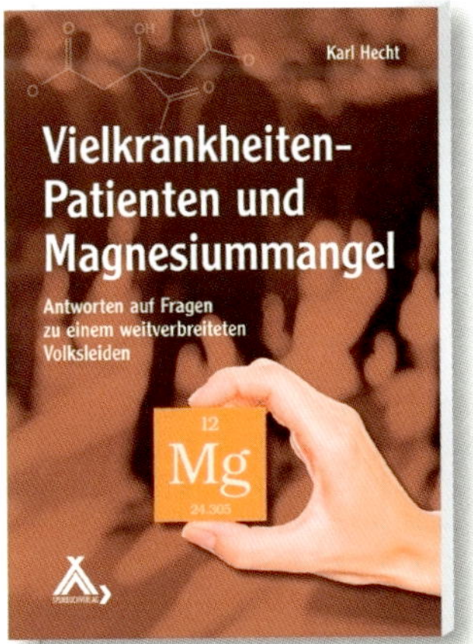

88 Seiten, Softcover
14,8 x 21 cm
zahlreiche Abbildungen

ISBN 978-3-88778-529-1

Die Vielkrankheiten-Patienten (in der Fachsprache als Multimorbiditätskranke bezeichnet) werden weltweit immer mehr ein Problem der Ärzte und Krankenkassen. Von 2006 bis 2015 ist in Deutschland die Zahl der über 70-jährigen Patienten mit mehreren Krankheiten von 1,1 auf 2,0 Millionen angestiegen. Tendenz weiter steigend. Bisher wurde verkannt, dass der Mangel an Magnesium eine bedeutende Rolle bei der Entstehung der Multimorbidität spielen kann.

Magnesium ist im menschlichen Körper in über 37.000 Eiweißbildungsfunktionen eingebunden und Aktivator von über 300 Enzymen. Fehlt das Magnesium, entstehen nicht nur Krämpfe, sondern Störungen der gesamten Stoffwechselregulation, die sich in vielen Symptomen äußern, wie sie bei der Multimorbidität der Vielkrankheiten-Patienten festgestellt wurden.

Eine große Zahl von Studien zeigt, dass die Applikation von Magnesiumsalzen Symptome der Multimorbidität beseitigen kann. Gleichzeitig geht aus nicht wenigen hervor, dass weltweit große Teile der Bevölkerung einen Magnesiummangel aufweisen.

Eine mögliche Wende der Therapie mit Magnesiumverbindungen für die Patienten mit Multimorbidität sowie weitere positive Aspekte werden aufgezeigt.

Wolfgang Kufahl · Karl Hecht

Mundgesundheit

Durch Naturzeolith zu gesunder Mundhygiene

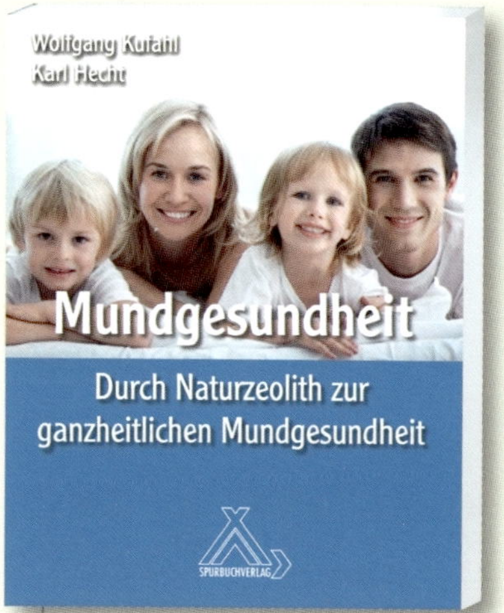

Vom Mund geht ein Zwei-Wege-System ab. Der Verdauungskanal und die Bronchien, als Weg für die Luft in die Lunge. Die wichtigsten Organe des Munds sind die Lippen, die Zunge, die Mundflora und die Zähne. Im Mund finden wir drei Arten von Speicheldrüsen vor. Insgesamt ist der Mund gut mit Blutgefäßen versorgt und mit sehr vielen sensibel ausgestatteten Nerven versehen.

Der Mund dient neben der Nahrungs- und Flüssigkeitsaufnahme sowie der Atmung auch der Sprache, dem Singen, dem Musizieren mit Blasinstrumenten und der emotionalen Reflektion. Nicht zuletzt besitzt der Mund, vor allem die Lippen und Zunge, erotische Sensibilität.

Diese Vielfältigkeit der Aufgaben des Mundes charakterisiert den Mund als Eingang eines ganzheitlichen funktionellen Körpersystems, das unter medizinischem Aspekt für jede Fachdisziplin wichtig ist. Zum Beispiel kann der Internist nicht ohne Zungendiagnose auskommen. Der Zahnarzt wiederum muss wissen, dass vom Mund und von den Zähnen viele ganzkörperliche Erkrankungen ausgehen, welche alle angehen, den Facharzt und den Laien, die gesund sein möchte.

Die Pflege der Mundgesundheit ist daher für jeden Menschen wichtig. Wissenschaftliche Erkenntnisse belegen, dass dabei der Naturzeolith sehr hilfreich sein kann.

Die Frage-Antwort-Struktur des Buchs kann vom Leser auch als Nachschlagewerk genutzt werden.

152 Seiten
Softcover
14,8 x 21,0 cm
ISBN 978-3-88778-548-2

Karl Hecht

Heilung von Natur und Tierwelt

durch die Anwendung des Naturzeoliths

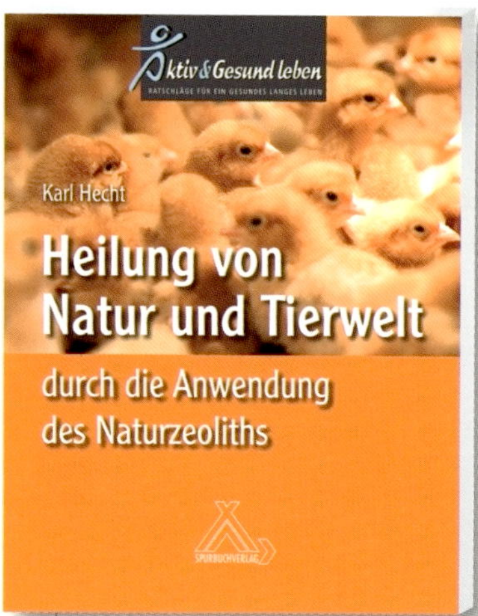

Dieses Buch zu schreiben veranlasste ein weltweiter „Nothilferuf" nach dem aktuellen Erkenntnisstand über die Anwendung des Naturzeoliths zur Heilung der von skrupellosen Menschen der Natur zugefügten Wunden und zur Gestaltung eines erträglichen Lebens der landwirtschaftlichen Nutztiere.

Nachdem ich als Arzt und medizinischer Wissenschaftler vier Bücher über die effektive Anwendung des Naturzeoliths als Naturwirkstoff in der Humanmedizin und zur Förderung des menschlichen Gesundseins geschrieben habe, erklärte ich mich bereit, diesem „Nothilferuf" nachzukommen und auch ein Buch über die Anwendung des Naturzeoliths im Bereich der Landwirtschaft und zur Erhaltung der natürlichen Biosphäre zu verfassen.

Das tue ich auch deshalb gern, weil ich einer Landwirtfamilie entstamme. Zudem war mein erster Beruf Landarbeiter mit beurkundetem Abschluss. Seit dieser Zeit, es war das Jahr 1940, als ich diese Prüfung mit „sehr gut" ablegte, hat sich die Landwirtschaft von der früheren mir bekannten Naturverbundenheit unendlich weit entfernt.

Die Industrialisierung von Ackerbau und Tierhaltung betrachte ich als eine von Menschen verursachte Naturkatastrophe. Die heutige Ausbeutung der Böden ohne vorsorgliche Pflege, der Einsatz von Pestiziden ist mir aus meiner früheren Sicht eines natürlichen Ackerbaus unverständlich.

160 Seiten
Softcover
17,5 x 22 cm
ISBN 978-3-88778-502-4

Karl Hecht

Antworten auf 100 Fragen zur gesundheitsfördernden Wirkung des Naturzeoliths

»Silikate zählen zu den ältesten Heilmitteln der Menschheit, z. B. in Form von Ton und Heilerden. Es liegen faktisch 2.400 Jahre praktische Erfahrungen vor.«

Seit dem Erscheinen unserer Bücher „Naturmineralien, Regulation und Gesundheit" und „Klinoptilolith-Zeolith – Siliziummineralien und Gesundheit" ist das Interesse von Therapeuten und noch mehr von den Verbrauchern an den Gesundheit und Lebensqualität fördernden Silikaten Naturzeolith, Bentonit/Montmorillonit und Siliziumdioxid beträchtlich gestiegen. Der Trend zur Orientierung auf Naturheilmittel weist entsprechend verschiedener Studien ein zunehmendes Bedürfnis breiterer Bevölkerungskreise aus.

Eine Neuorientierung auf Heilmittel ist stets mit vielen Fragen verbunden. Das trifft auch auf Naturzeolith, Bentonit, Montmorillonit und auf das Siliziumdioxid (Kieselsäure) zu, teilweise auch deshalb, weil falsche Vorstellungen von den Silikaten bestehen und kritiklos verbreitet werden und Unsicherheit bei vielen Menschen auslösen. Silikate zählen zu den ältesten Heilmitteln der Menschheit, z. B. in Form von Ton und Heilerden. Es liegen faktisch 2.400 Jahre praktische Erfahrungen vor.

Da sich die Wirkmechanismen und die Effekte dieser Naturmineralien grundsätzlich von denen der klassischen Medikamente der Schulmedizin unterscheiden, ist für diese der Wissensbedarf besonders groß. Das zeigen die vielen Anfragen, die seit zehn Jahren fast täglich an uns gerichtet werden. Das hat uns veranlasst, die an uns gestellten Fragen zu beantworten und als Buch herauszubringen, um den diesbezüglichen „Wissensdurst" für Naturzeolith, Bentonit/Montmorillonit und Siliziumdioxid (Kieselsäure) zu stillen. Die Antworten auf die aus dem täglichen Wissensbedarf gestellten Fragen werden zum Teil zwecks besseren Verständnisses vereinfacht formuliert. Sie reflektieren aber dennoch den aktuellen wissenschaftlichen Erkenntnisstand.

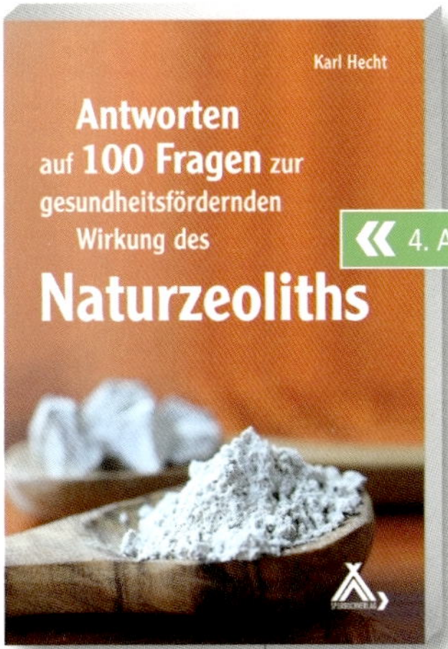

« 4. AUFLAGE

96 Seiten
Softcover
4. Auflage
14,8 x 21,0 cm

ISBN 978-3-88778-446-1

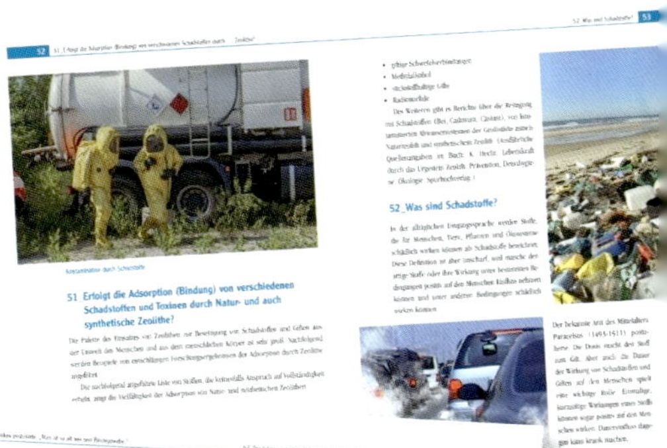

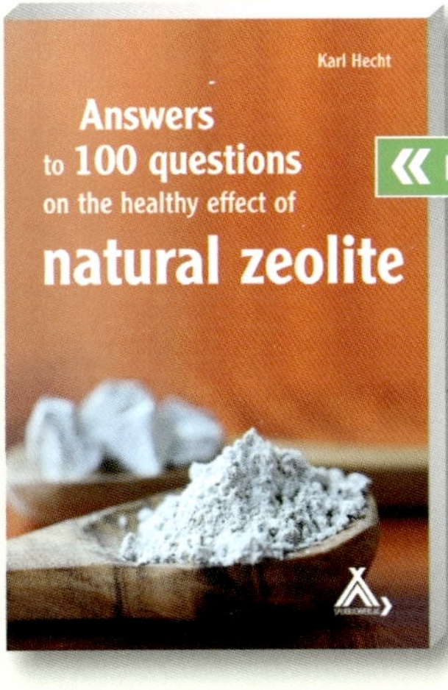

« ENGLISCHE AUSGABE

96 Seiten
Softcover
14,8 x 21,0 cm

ISBN 978-3-88778-479-9

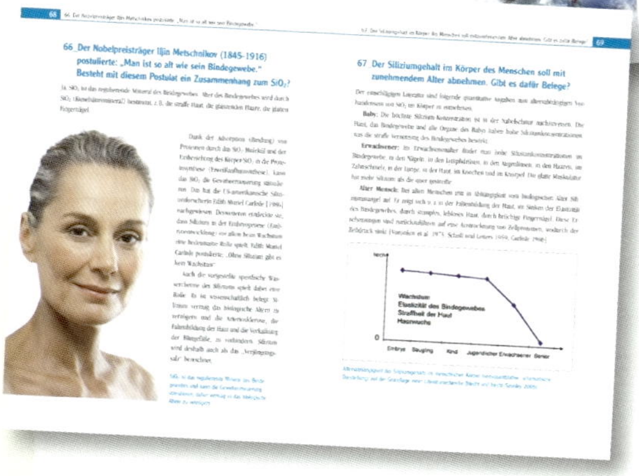

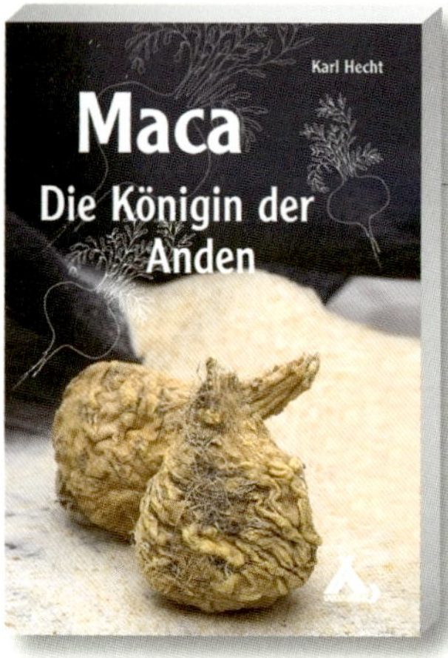

96 Seiten
Softcover
14,8 x 21,0 cm

ISBN 978-3-88778-469-0

Karl Hecht

Die Königin der Anden

Die Maca ist eine sehr kräftige, witterungsstabile Pflanze, die intensiven Temperaturschwankungen von +40 bis -20°C standhält. Auch der Höhen-UV-Strahlung widersteht sie. Die Völkergruppen, die seit ca. 2.000 Jahren die Macawurzel für ihre Ernährung verwendet haben sollen, äußern die Überzeugung, dass sich deren robuste Eigenschaften bei Genuss auf die Menschen übertragen – ein Faktor, warum man die Maca als Adaptogen einstuft, als anpassungsfähiges und anpassungsstimulierendes Produkt.

» Eine seit Jahrhunderten bekannte lebensqualitätfördernde traditionelle Heil- und Nahrungspflanze ist für Wohlbefinden und Fitness neu entdeckt und begehrt.«

Dieses Buch soll dem Bekanntwerden von Wissen über die Macaknnolle unter breiten Bevölkerungskreisen dienen. Aus diesen Gründen wurde das Buch so strukturiert, dass nach einer Einführung über den heutigen Erkenntnisstand zum Thema gestellte Fragen beantwortet werden.

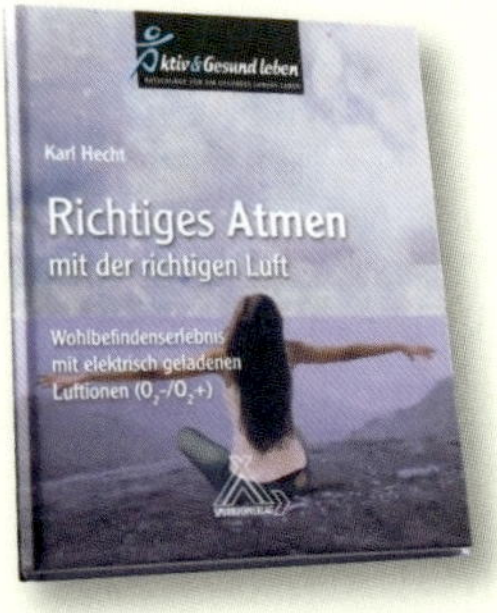

Karl Hecht

Richtiges Atmen mit der richtigen Luft

Fast täglich berichten Medien über die Verschmutzung unserer Luft mit CO_2-Ausstoß der Industrie und des Verkehrswesens. Politiker veranstalten dazu ergebnislose Umweltkonferenzen. Niemand fragt aber: Funktioniert unter diesen Bedingungen die Atmung der Menschen wie sie sein soll und bekommen sie überhaupt genügend Sauerstoff? Oder noch den richtigen Sauerstoff? Diese und weitere Fragen werden in diesem Buch ausführlich beantwortet.

136 Seiten
Hardcover
17,5 x 22 cm

ISBN 978-3-88778-382-2

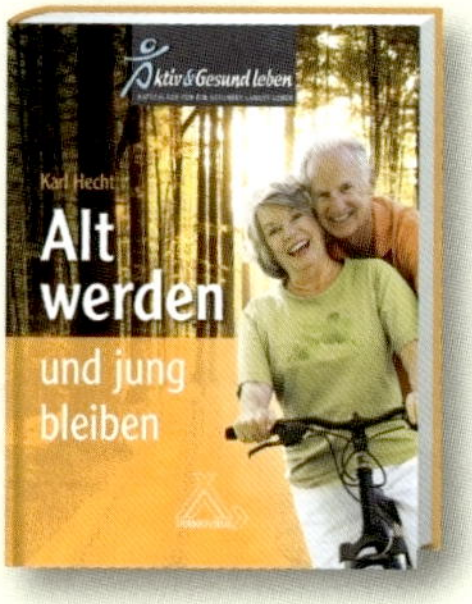

Karl Hecht

Alt werden und jung bleiben

Frei nach André Maurois vertritt der Autor die Auffassung, dass alt werden nichts anderes ist, als eine schlechte Gewohnheit, für die ein aktiver, optimistischer, willensstarker Mensch keine Zeit hat, sich diese anzueignen. Der Autor stellt sein Konzept der Juvenalisierung vor: Ein Leben lang die „Tugend der Jugend" zu erhalten, geistig und körperlich; so zu denken, zu fühlen und zu handeln, dass man sich immer in „jugendlicher Frische" befindet.

144 Seiten
Hardcover
17,5 x 22 cm

ISBN 978-3-88778-358-7

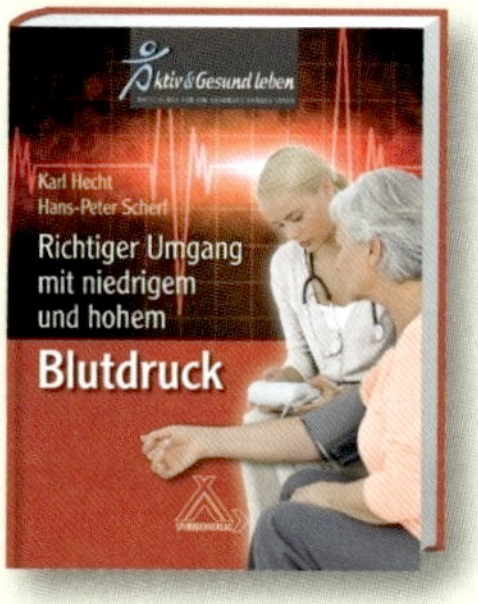

Karl Hecht
Hans-Peter Scherf

Richtiger Umgang mit niedrigem und hohem Blutdruck

Auf Grundlage langjähriger, eigener praktischer Erfahrungen und Forschungsergebnisse belegen die Autoren, dass das Herz-Kreislaufsystem von neuropsychischen Prozessen gesteuert wird. Die essentielle Hypertonie ist ein stressinduziertes, neuropsychisches Krankheitsbild, bei dem der Blutdruck durch Relaxation und meditatives Atmen zu senken ist.

136 Seiten
Hardcover
17,5 x 22 cm

ISBN 978-3-88778-364-8

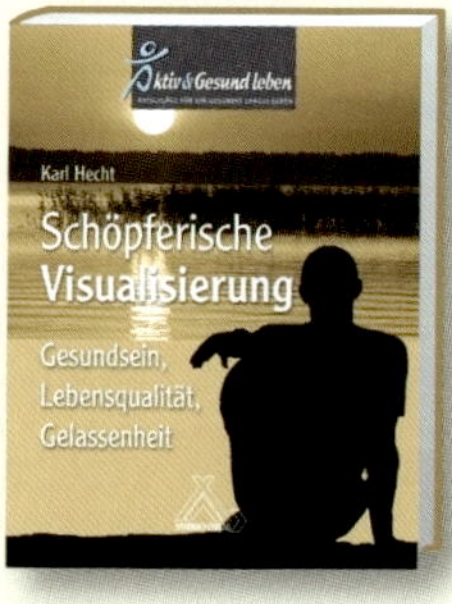

Karl Hecht

Schöpferische Visualisierung – Gesundsein, Lebensqualität, Gelassenheit

Die Menschheit ist heute größtenteils außenweltwahrnehmungsabhängig, das führt zu einer Überlastung der äußeren Wahrnehmung. In diesem Buch wird beabsichtigt zu zeigen, wie wir unsere innere Wahrnehmung entwickeln können. Mit der Visualisierung vermögen wir auch bei schwersten Erkrankungen unsere Selbstheiler zu finden und zu stimulieren.

136 Seiten
Hardcover
17,5 x 22 cm

ISBN 978-3-88778-371-6

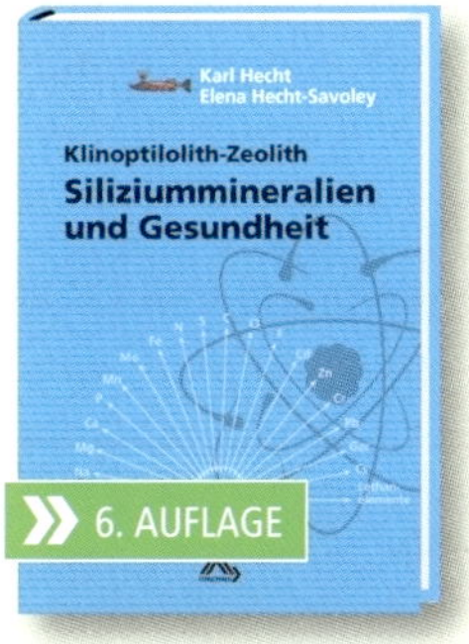

ISBN 978-3-88778-322-8

Karl Hecht | Elena Hecht-Savoley

Klinoptilolith-Zeolith, Siliziummineralien und Gesundheit

Wie Forschungsergebnisse und praktisch-medizinische Erfahrungen der letzten 25 Jahre bestätigen, ist der Klinoptilolith-Zeolith ein vorzügliches Basisprophylaktikum und Basistherapeutikum. Der Leser wird wissenschaftlich fundiert über das breite Anwendungsspektrum des siliziumreichen Klinoptilolith-Zeoliths informiert.

248 Seiten
Hardcover
6. Auflage
15 x 21,5 cm
zahlreiche Abbildungen

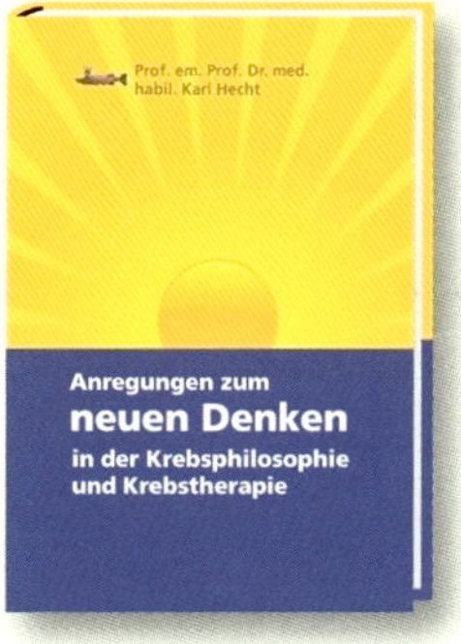

ISBN 978-3-88778-337-2

Karl Hecht

Anregungen zum neuen Denken in der Krebsphilosophie und Krebstherapie

In den letzten Jahrzehnten haben Forschungsergebnisse der alternativ orientierten Medizin eindeutig bewiesen, dass die Krebserkrankung unter ganzheitlicher Sicht eine chronische Erkrankung ist und so verlaufen kann, wie jede andere dieser Art. Der Krebs ist keinesfalls eine Erkrankung einzelner Körperorgane, sondern stellt eine Regulationsstörung des psychoneurobioimmunologischen Funktionssystems des ganzen Menschen dar.

356 Seiten, Hardcover
18 x 25 cm, farbige Abbildungen

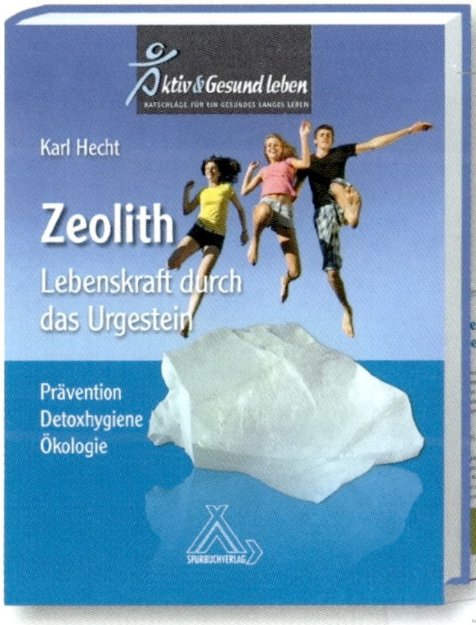

336 Seiten
Hardcover
17,5 x 22 cm

ISBN 978-3-88778-433-1

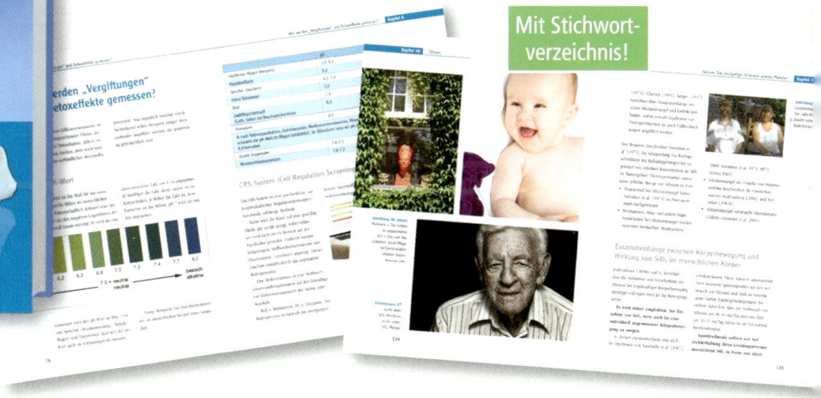

Karl Hecht

Lebenskraft durch das Urgestein Zeolith

Das Interesse am Zeolith hat in den letzten 10 Jahren weltweit einen steilen Anstieg zu verzeichnen. In diesem Buch wird aus der aktuellen Situation ableitend die Bedeutung der angeführten Silikate bei der Anwendung in der medizinischen Prävention, der Detoxhygiene und der Ökologie beschrieben.

Diese Schwerpunkte resultieren aus der Tatsache, dass die gegenwärtig lebende Menschheit in einem umweltverschmutzten und stressigen Milieu leben muss. Um der daraus resultierenden schleichenden Vergiftung entgegen zu wirken, muss etwas getan werden.

Es wird gezeigt, wie durch die Silikate Siliziumdioxid, Natur-Klinoptilolith-Zeolith und Montmorillonit diese gestörten Lebens- und Arbeitsbedingungen erträglicher gestaltet werden und somit vorbeugend gegen Erkrankungen wirken können. Unter anderem wird die dekontaminierende Wirkung des Klinoptilolith-Zeoliths bei Schwermetallbelastungen, bei Vorhandensein von überschüssigen freien Radikalen und Radionukliden im menschlichen und tierischen Körper beschrieben. Auch werden überholte Vorstellungen im Vergleich zum aktuellen Erkenntnisstand korrigiert.

Das Buch ist wissenschaftlich fundiert, aber verständlich für Laien und Fachleute geschrieben. Ein umfangreiches Literaturverzeichnis öffnet den Weg zu dem einschlägigen wissenschaftlichen Schrifttum.

Karl Hecht

Vitamin C ist mehr als ein Vitamin

Vitamin C rettet Leben und gibt Gesundheit

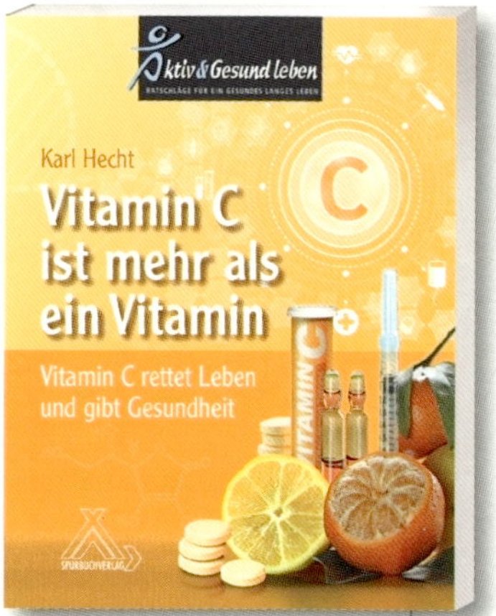

Der Autor nimmt kein Blatt vor den Mund: Vitamin C in Form der Ascorbinsäure ist ein für den Menschen unverzichtbarer Wirkstoff für die Verhinderung von Krankheit, besonders Infektionen. Die Effektivität hoher Vitamin-C-Gaben bei allen Virus- und Bakterienerkrankungen wird in über 15.000 wissenschaftlichen Studien belegt, es gibt eine große Vielfalt an Wirkungen. Durch seine antioxidative Wirkung spielt die Ascorbinsäure in biologischen Systemen als Radikalfänger eine wichtige Rolle und schützt Lipide, Proteine, Nukleinsäuren und Zellmembranen vor oxidativen Schäden. Eine weitere Hauptfunktion des Vitamin Cs ist dessen Immunkompetenz (Stärkung des Immunsystems).

Ärzte und andere Heilberufler, denen Gesundheit und Leben ihrer Patienten ein Bedürfnis ist, empfehlen richtig dosiertes Vitamin C. Sie können auf Erfolge ihrer ärztlichen Kunst zurückblicken. Doch es gibt auch einen unheilvollen Trend gegen Vitamin C. So wird eine flächendeckende Anwendung verhindert. Ärzte, die Vitamin C verordnen, werden als Scharlatane diffamiert, wie vor Jahren der Doppel-Nobelpreisträger Linus Pauling.

Warum ist das so? Lesen Sie die informative Gesamtanalyse des Gesundheits-Professors.

72 Seiten
Softcover
17 x 21,5 cm

ISBN 978-3-88778-066-1

» Man muss das Wahre immer wiederholen, weil auch der Irrtum um uns her immer wieder gepredigt wird und zwar nicht von einzelnen, sondern von der Masse.«

J. W. von Goethe (1749-1832)

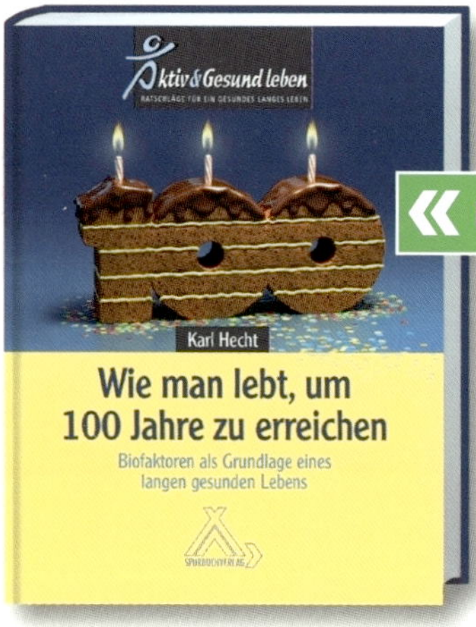

« IN VORBEREITUNG

ca. 200 Seiten
Hardcover
17,5 x 22 cm
ISBN 978-3-88778-067-8

Karl Hecht

Wie man lebt, um die Hundert zu erreichen

Biofaktoren als Grundlage eines langen gesunden Lebens

Seit seinem 90. Geburtstag erhielt der Autor täglich Anfragen: Was tun Sie, dass Sie mit fast 100 Jahren noch so eine enorme geistige und körperliche Jugendlichkeit ausstrahlen und mit einer unermesslichen Kreativität mit Schriften, Büchern, Vorträgen und Interviews in der Öffentlichkeit auftreten?

Die Antworten auf diese Fragen findet man in diesem Buch – sie sollen allen Lesern Mut machen.

Mein Lebensmotto nach Goethe: „Nur der verdient die Freiheit und das Leben, der täglich sie erobern muss."

Karl Hecht (1924-2022)

SPURBUCHVERLAG

Spurbuchverlag
Am Eichenhügel 4
96148 Baunach

Tel. 09544/1561
Fax 09544/809
info@spurbuch.de
www.spurbuch.de